DASH DIETA 2022

RECEITAS SAUDÁVEIS PARA AUMENTAR SUA ENERGIA E SER

MAIS SAUDÁVEL

JULIANA MOREIRA

2

Índice

Mix de frango e lentilha

Tempo de preparo: 10 minutos
Tempo de cozimento: 25 minutos
Porções: 4

Ingredientes:
- 1 xícara de tomates enlatados, sem sal, picados
- Pimenta preta a gosto
- 1 colher de sopa de pasta de chipotle
- 1 libra de peito de frango, sem pele, sem osso e em cubos
- 2 xícaras de lentilhas enlatadas, sem adição de sal, escorridas e enxaguadas
- ½ colher de sopa de azeite
- 1 cebola amarela, picada
- 2 colheres de sopa de coentro, picado

Instruções:
1. Aqueça uma panela com o óleo em fogo médio, adicione a cebola e a pasta de chipotle, mexa e refogue por 5 minutos.
2. Adicione o frango, misture e doure por 5 minutos.
3. Adicione o restante dos ingredientes, misture, cozinhe tudo por 15 minutos, divida em tigelas e sirva.

Nutrição:calorias 369, gordura 17,6, fibra 9, carboidratos 44,8, proteína 23,5

Frango e couve-flor

Tempo de preparo: 5 minutos
Tempo de cozimento: 25 minutos
Porções: 4

Ingredientes:
- 1 libra de peito de frango, sem pele, sem osso e em cubos
- 2 xícaras de floretes de couve-flor
- 1 colher de azeite
- 1 cebola roxa, picada
- 1 colher de vinagre balsâmico
- ½ xícara de pimentão vermelho picado
- Uma pitada de pimenta preta
- 2 dentes de alho, picados
- ½ xícara de caldo de galinha com baixo teor de sódio
- 1 xícara de tomates enlatados, sem sal, picados

Instruções:
1. Aqueça uma panela com o azeite em fogo médio-alto, adicione a cebola, o alho e a carne e doure por 5 minutos.
2. Adicione o restante dos ingredientes, misture e cozinhe em fogo médio por 20 minutos.
3. Divida tudo em tigelas e sirva no almoço.

Nutrição:calorias 366, gordura 12, fibra 5,6, carboidratos 44,3, proteína 23,7

Sopa de tomate e cenoura com manjericão

Tempo de preparo: 10 minutos
Tempo de cozimento: 20 minutos
Porções: 4

Ingredientes:
- 3 dentes de alho, picados
- 1 cebola amarela, picada
- 3 cenouras, picadas
- 1 colher de azeite
- 20 onças de tomates assados, sem adição de sal
- 2 xícaras de caldo de legumes com baixo teor de sódio
- 1 colher de sopa de manjericão, seco
- 1 xícara de creme de coco
- Uma pitada de pimenta preta

Instruções:
1. Aqueça uma panela com o azeite em fogo médio, adicione a cebola e o alho e refogue por 5 minutos.
2. Adicione o restante dos ingredientes, mexa, leve ao fogo brando, cozinhe por 15 minutos, bata a sopa no liquidificador, divida em tigelas e sirva no almoço.

Nutrição:calorias 244, gordura 17,8, fibra 4,7, carboidratos 18,6, proteína 3,8

Carne de porco com batata doce

Tempo de preparo: 10 minutos
Tempo de cozimento: 30 minutos
Porções: 4

Ingredientes:
- 4 costeletas de porco, sem osso
- 1 quilo de batata doce descascada e cortada em rodelas
- 1 colher de azeite
- 1 xícara de caldo de legumes, com baixo teor de sódio
- Uma pitada de pimenta preta
- 1 colher de chá de orégano, seco
- 1 colher de chá de alecrim, seco
- 1 colher de chá de manjericão, seco

Instruções:
1. Aqueça uma panela com o óleo em fogo médio-alto, adicione as costeletas de porco e frite-as por 4 minutos de cada lado.
2. Acrescente a batata-doce e os demais ingredientes, tampe e cozinhe em fogo médio por mais 20 minutos mexendo de vez em quando.
3. Divida tudo entre os pratos e sirva.

Nutrição:calorias 424, gordura 23,7, fibra 5,1, carboidratos 32,3, proteína 19,9

Sopa de truta e cenoura

Tempo de preparo: 10 minutos
Tempo de cozimento: 25 minutos
Porções: 4

Ingredientes:
- 1 cebola amarela, picada
- 12 xícaras de caldo de peixe com baixo teor de sódio
- 1 quilo de cenouras, cortadas em rodelas
- 1 libra de filé de truta, sem osso, sem pele e em cubos
- 1 colher de sopa de páprica doce
- 1 xícara de tomate, em cubos
- 1 colher de azeite
- Pimenta preta a gosto

Instruções:
1. Aqueça uma panela com o azeite em fogo médio-alto, adicione a cebola, mexa e refogue por 5 minutos.
2. Adicione o peixe, as cenouras e os demais ingredientes, deixe ferver e cozinhe em fogo médio por 20 minutos.
3. Coloque a sopa em tigelas e sirva.

Nutrição:calorias 361, gordura 13,4, fibra 4,6, carboidratos 164, proteína 44,1

Guisado de peru e funcho

Tempo de preparo: 10 minutos
Tempo de cozimento: 45 minutos
Porções: 4

Ingredientes:
- 1 peito de peru, sem pele, sem osso e em cubos
- 2 bulbos de erva-doce, fatiados
- 1 colher de azeite
- 2 folhas de louro
- 1 cebola amarela, picada
- 1 xícara de tomate enlatado, sem adição de sal
- 2 caldos de carne com baixo teor de sódio
- 3 dentes de alho, picados
- Pimenta preta a gosto

Instruções:
1. Aqueça uma panela com o azeite em fogo médio, adicione a cebola e a carne e doure por 5 minutos.
2. Adicione a erva-doce e os demais ingredientes, deixe ferver e cozinhe em fogo médio por 40 minutos, mexendo de vez em quando.
3. Divida o ensopado em tigelas e sirva.

Nutrição:calorias 371, gordura 12,8, fibra 5,3, carboidratos 16,7, proteína 11,9

Sopa de berinjela

Tempo de preparo: 10 minutos
Tempo de cozimento: 30 minutos
Porções: 4

Ingredientes:
- 2 berinjelas grandes, em cubos grossos
- 1 litro de caldo de legumes com baixo teor de sódio
- 2 colheres de sopa de pasta de tomate sem sal
- 1 cebola roxa, picada
- 1 colher de azeite
- 1 colher de sopa de coentro, picado
- Uma pitada de pimenta preta

Instruções:
1. Aqueça uma panela com o azeite em fogo médio, adicione a cebola, mexa e refogue por 5 minutos.
2. Adicione as berinjelas e os demais ingredientes, leve ao fogo médio, cozinhe por 25 minutos, divida em tigelas e sirva.

Nutrição:calorias 335, gordura 14,4, fibra 5, carboidratos 16,1, proteína 8,4

Creme de batata doce

Tempo de preparo: 10 minutos
Tempo de cozimento: 25 minutos
Porções: 4

Ingredientes:
- 4 xícaras de caldo de legumes
- 2 colheres de óleo de abacate
- 2 batatas doces descascadas e em cubos
- 2 cebolas amarelas, picadas
- 2 dentes de alho, picados
- 1 xícara de leite de coco
- Uma pitada de pimenta preta
- ½ colher de chá de manjericão, picado

Instruções:
1. Aqueça uma panela com o azeite em fogo médio, adicione a cebola e o alho, mexa e refogue por 5 minutos.
2. Acrescente a batata-doce e os demais ingredientes, deixe ferver e cozinhe em fogo médio por 20 minutos.
3. Misture a sopa usando um liquidificador de imersão, coloque em tigelas e sirva para o almoço.

Nutrição:calorias 303, gordura 14,4, fibra 4, carboidratos 9,8, proteína 4,5

Sopa de frango e cogumelos

Tempo de preparo: 10 minutos
Tempo de cozimento: 30 minutos
Porções: 4

Ingredientes:
- 1 litro de caldo de legumes, baixo teor de sódio
- 1 colher de sopa de gengibre, ralado
- 1 cebola amarela, picada
- 1 colher de azeite
- 1 libra de peito de frango, sem pele, sem osso e em cubos
- ½ quilo de cogumelos brancos, fatiados
- 4 pimentas tailandesas picadas
- ¼ xícara de suco de limão
- ¼ xícara de coentro, picado
- Uma pitada de pimenta preta

Instruções:
1. Aqueça uma panela com o azeite em fogo médio, adicione a cebola, o gengibre, os pimentões e a carne, mexa e doure por 5 minutos.
2. Adicione os cogumelos, mexa e cozinhe por mais 5 minutos.
3. Acrescente os demais ingredientes, deixe ferver e cozinhe em fogo médio por mais 20 minutos.
4. Coloque a sopa em tigelas e sirva imediatamente.

Nutrição:calorias 226, gordura 8,4, fibra 3,3, carboidratos 13,6, proteína 28,2

Frigideira de salmão

Tempo de preparo: 10 minutos
Tempo de cozimento: 20 minutos
Porções: 4

Ingredientes:
- 4 filés de salmão sem osso
- 3 dentes de alho, picados
- 1 cebola amarela, picada
- Pimenta preta a gosto
- 2 colheres de azeite
- Suco de 1 lima
- 1 colher de sopa de raspas de lima, ralada
- 1 colher de sopa de tomilho, picado

Instruções:
1. Aqueça uma panela com o azeite em fogo médio-alto, adicione a cebola e o alho, mexa e refogue por 5 minutos.
2. Adicione o peixe e cozinhe por 3 minutos de cada lado.
3. Adicione o restante dos ingredientes, cozinhe tudo por mais 10 minutos, divida entre os pratos e sirva no almoço.

Nutrição:calorias 315, gordura 18,1, fibra 1,1, carboidratos 4,9, proteína 35,1

Salada de batata

Tempo de preparo: 10 minutos
Tempo de cozimento: 20 minutos
Porções: 4

Ingredientes:
- 2 tomates, picados
- 2 abacates, sem caroço e picados
- 2 xícaras de espinafre baby
- 2 cebolinhas, picadas
- 1 libra de batatas douradas, cozidas, descascadas e cortadas em fatias
- 1 colher de azeite
- 1 colher de sopa de suco de limão
- 1 cebola amarela, picada
- 2 dentes de alho, picados
- Pimenta preta a gosto
- 1 maço de coentro, picado

Instruções:
1. Aqueça uma panela com o azeite em fogo médio-alto, adicione a cebola, a cebolinha e o alho, mexa e refogue por 5 minutos.
2. Adicione as batatas, misture delicadamente e cozinhe por mais 5 minutos.
3. Adicione o restante dos ingredientes, misture, cozinhe em fogo médio por mais 10 minutos, divida em tigelas e sirva no almoço.

Nutrição:calorias 342, gordura 23,4, fibra 11,7, carboidratos 33,5, proteína 5

Panela de carne moída e tomate

Tempo de preparo: 10 minutos
Tempo de cozimento: 20 minutos
Porções: 4

Ingredientes:
- 1 libra de carne bovina, moída
- 1 cebola roxa, picada
- 1 colher de azeite
- 1 xícara de tomates cereja, cortados ao meio
- ½ pimentão vermelho, picado
- Pimenta preta a gosto
- 1 colher de cebolinha, picada
- 1 colher de sopa de alecrim, picado
- 3 colheres de sopa de caldo de carne com baixo teor de sódio

Instruções:
1. Aqueça uma panela com o azeite em fogo médio, adicione a cebola e o pimentão, mexa e refogue por 5 minutos.
2. Adicione a carne, mexa e doure por mais 5 minutos.
3. Adicione o restante dos ingredientes, misture, cozinhe por 10 minutos, divida em tigelas e sirva no almoço.

Nutrição:calorias 320, gordura 11,3, fibra 4,4, carboidratos 18,4, proteína 9

Salada de camarão e abacate

Tempo de preparo: 5 minutos
Tempo de cozimento: 0 minutos
Porções: 4

Ingredientes:

- 1 laranja, descascada e cortada em gomos
- 1 libra de camarão, cozido, descascado e limpo
- 2 xícaras de rúcula baby
- 1 abacate, sem caroço, descascado e em cubos
- 2 colheres de azeite
- 2 colheres de vinagre balsâmico
- Suco de ½ laranja
- Sal e pimenta preta

Instruções:

1. Em uma saladeira, misture os camarões com as laranjas e os demais ingredientes, misture e sirva no almoço.

Nutrição:calorias 300, gordura 5,2, fibra 2, carboidratos 11,4, proteína 6,7

Creme de Brócolis

Tempo de preparo: 10 minutos
Tempo de cozimento: 40 minutos
Porções: 4

Ingredientes:

- 2 quilos de floretes de brócolis
- 1 cebola amarela, picada
- 1 colher de azeite
- Pimenta preta a gosto
- 2 dentes de alho, picados
- 3 xícaras de caldo de carne com baixo teor de sódio
- 1 xícara de leite de coco
- 2 colheres de sopa de coentro, picado

Instruções:

1. Aqueça uma panela com o azeite em fogo médio, adicione a cebola e o alho, mexa e refogue por 5 minutos.
2. Adicione o brócolis e os outros ingredientes, exceto o leite de coco, deixe ferver e cozinhe em fogo médio por mais 35 minutos.
3. Bata a sopa no liquidificador, acrescente o leite de coco, pulse novamente, divida em tigelas e sirva.

Nutrição: calorias 330, gordura 11,2, fibra 9,1, carboidratos 16,4, proteína 9,7

Sopa de repolho

Tempo de preparo: 10 minutos
Tempo de cozimento: 40 minutos
Porções: 4

Ingredientes:
- 1 cabeça grande de repolho verde, picada grosseiramente
- 1 cebola amarela, picada
- 1 colher de azeite
- Pimenta preta a gosto
- 1 alho-poró, picado
- 2 xícaras de tomates enlatados, com baixo teor de sódio
- 4 xícaras de caldo de galinha, com baixo teor de sódio
- 1 colher de sopa de coentro, picado

Instruções:
1. Aqueça uma panela com o azeite em fogo médio, adicione a cebola e o alho-poró, mexa e cozinhe por 5 minutos.
2. Adicione o repolho e o restante dos ingredientes, exceto o coentro, deixe ferver e cozinhe em fogo médio por 35 minutos.
3. Coloque a sopa em tigelas, polvilhe o coentro por cima e sirva.

Nutrição:calorias 340, gordura 11,7, fibra 6, carboidratos 25,8, proteína 11,8

Sopa de aipo e couve-flor

Tempo de preparo: 10 minutos
Tempo de cozimento: 40 minutos
Porções: 4

Ingredientes:
- 2 quilos de floretes de couve-flor
- 1 cebola roxa, picada
- 1 colher de azeite
- 1 xícara de purê de tomate
- Pimenta preta a gosto
- 1 xícara de aipo, picado
- 6 xícaras de caldo de galinha com baixo teor de sódio
- 1 colher de sopa de endro, picado

Instruções:
4. Aqueça uma panela com o azeite em fogo médio-alto, adicione a cebola e o aipo, mexa e refogue por 5 minutos.
5. Adicione a couve-flor e o restante dos ingredientes, deixe ferver e cozinhe em fogo médio por mais 35 minutos.
6. Divida a sopa em tigelas e sirva.

Nutrição:calorias 135, gordura 4, fibra 8, carboidratos 21,4, proteína 7,7

Sopa de Porco e Alho-poró

Tempo de preparo: 10 minutos
Tempo de cozimento: 40 minutos
Porções: 4

Ingredientes:
- 1 libra de carne de porco cozida, em cubos
- Pimenta preta a gosto
- 5 alho-poró, picado
- 1 cebola amarela, picada
- 2 colheres de azeite
- 1 colher de sopa de salsa, picada
- 6 xícaras de caldo de carne com baixo teor de sódio

Instruções:
4. Aqueça uma panela com o azeite em fogo médio-alto, adicione a cebola e o alho-poró, mexa e refogue por 5 minutos.
5. Adicione a carne, mexa e doure por mais 5 minutos.
6. Adicione os demais ingredientes, leve ao fogo brando e cozinhe em fogo médio por 30 minutos.
7. Coloque a sopa em tigelas e sirva.

Nutrição:calorias 395, gordura 18,3, fibra 2,6, carboidratos 18,4, proteína 38,2

Salada de camarão e brócolis

Tempo de preparo: 5 minutos
Tempo de cozimento: 20 minutos
Porções: 4

Ingredientes:
- 1/3 xícara de caldo de legumes com baixo teor de sódio
- 2 colheres de azeite
- 2 xícaras de floretes de brócolis
- 1 libra de camarão, descascado e limpo
- Pimenta preta a gosto
- 1 cebola amarela, picada
- 4 tomates cereja, cortados ao meio
- 2 dentes de alho, picados
- Suco de ½ limão
- ½ xícara de azeitonas kalamata, sem caroço e cortadas ao meio
- 1 colher de sopa de hortelã, picada

Instruções:
1. Aqueça uma panela com o azeite em fogo médio-alto, adicione a cebola e o alho, mexa e refogue por 3 minutos.
2. Adicione o camarão, misture e cozinhe por mais 2 minutos.
3. Adicione o brócolis e os demais ingredientes, misture, cozinhe tudo por 10 minutos, divida em tigelas e sirva no almoço.

Nutrição:calorias 270, gordura 11,3, fibra 4,1, carboidratos 14,3, proteína 28,9

Sopa de Camarão e Bacalhau

Tempo de preparo: 10 minutos
Tempo de cozimento: 20 minutos
Porções: 4

Ingredientes:
- 1 litro de caldo de galinha com baixo teor de sódio
- ½ libra de camarão, descascado e limpo
- ½ libra de lombos de bacalhau, desossados, sem pele e em cubos
- 2 colheres de azeite
- 2 colheres de chá de pimenta em pó
- 1 colher de chá de páprica doce
- 2 chalotas, picadas
- Uma pitada de pimenta preta
- 1 colher de sopa de endro, picado

Instruções:
1. Aqueça uma panela com o azeite em fogo médio, adicione as chalotas, mexa e refogue por 5 minutos.
2. Adicione os camarões e o bacalhau e cozinhe por mais 5 minutos.
3. Acrescente os demais ingredientes, deixe ferver e cozinhe em fogo médio por 10 minutos.
4. Divida a sopa em tigelas e sirva.

Nutrição: calorias 189, gordura 8,8, fibra 0,8, carboidratos 3,2, proteína 24,6

Mix de Camarão e Cebolinha

Tempo de preparo: 10 minutos
Tempo de cozimento: 10 minutos
Porções: 4

Ingredientes:
- 2 quilos de camarão, descascado e limpo
- 1 xícara de tomates cereja, cortados ao meio
- 1 colher de azeite
- 4 cebolinhas verdes, picadas
- 1 colher de vinagre balsâmico
- 1 colher de cebolinha, picada

Instruções:
1. Aqueça uma panela com o azeite em fogo médio, adicione a cebola e os tomates cereja, mexa e refogue por 4 minutos.
2. Adicione o camarão e os demais ingredientes, cozinhe por mais 6 minutos, divida entre os pratos e sirva.

Nutrição:calorias 313, gordura 7,5, fibra 1, carboidratos 6,4, proteína 52,4

Ensopado de espinafre

Tempo de preparo: 10 minutos
Tempo de cozimento: 15 minutos
Porções: 4

Ingredientes:

- 1 colheres de azeite
- 1 colher de chá de gengibre, ralado
- 2 dentes de alho, picados
- 1 cebola amarela, picada
- 2 tomates, picados
- 1 xícara de tomate enlatado, sem adição de sal
- 1 colher de chá de cominho, moído
- Uma pitada de pimenta preta
- 1 xícara de caldo de legumes com baixo teor de sódio
- 2 quilos de folhas de espinafre

Instruções:

1. Aqueça uma panela com o azeite em fogo médio, adicione o gengibre, o alho e a cebola, mexa e refogue por 5 minutos.
2. Adicione os tomates, os tomates enlatados e os outros ingredientes, misture delicadamente, deixe ferver e cozinhe por mais 10 minutos.
3. Divida o ensopado em tigelas e sirva.

Nutrição:calorias 123, gordura 4,8, fibra 7,3, carboidratos 17, proteína 8,2

Mistura de couve-flor com curry

Tempo de preparo: 10 minutos
Tempo de cozimento: 25 minutos
Porções: 4

Ingredientes:
- 1 cebola roxa, picada
- 1 colher de azeite
- 2 dentes de alho, picados
- 1 pimentão vermelho, picado
- 1 pimentão verde, picado
- 1 colher de sopa de suco de limão
- 1 libra de floretes de couve-flor
- 14 onças de tomates enlatados, picados
- 2 colheres de chá de caril em pó
- Uma pitada de pimenta preta
- 2 xícaras de creme de coco
- 1 colher de sopa de coentro, picado

Instruções:
1. Aqueça uma panela com o azeite em fogo médio, adicione a cebola e o alho, mexa e refogue por 5 minutos.
2. Adicione o pimentão e os demais ingredientes, leve tudo para ferver e cozinhe em fogo médio por 20 minutos.
3. Divida tudo em tigelas e sirva.

Nutrição: calorias 270, gordura 7,7, fibra 5,4, carboidratos 12,9, proteína 7

Ensopado de cenoura e abobrinha

Tempo de preparo: 10 minutos
Tempo de cozimento: 30 minutos
Porções: 4

Ingredientes:

- 1 cebola amarela, picada
- 2 colheres de azeite
- 2 dentes de alho, picados
- 4 abobrinhas, fatiadas
- 2 cenouras, fatiadas
- 1 colher de chá de páprica doce
- ¼ colher de chá de pimenta em pó
- Uma pitada de pimenta preta
- ½ xícara de tomate, picado
- 2 xícaras de caldo de legumes com baixo teor de sódio
- 1 colher de cebolinha, picada
- 1 colher de sopa de alecrim, picado

Instruções:

1. Aqueça uma panela com o azeite em fogo médio, adicione a cebola e o alho, mexa e refogue por 5 minutos.
2. Adicione as abobrinhas, as cenouras e os demais ingredientes, leve ao fogo brando e cozinhe por mais 25 minutos.
3. Divida o ensopado em tigelas e sirva imediatamente para o almoço.

Nutrição:calorias 272, gordura 4,6, fibra 4,7, carboidratos 14,9, proteína 9

Ensopado de repolho e feijão verde

Tempo de preparo: 10 minutos
Tempo de cozimento: 25 minutos
Porções: 4

Ingredientes:
- 2 colheres de azeite
- 1 cabeça de repolho roxo, ralada
- 1 cebola roxa, picada
- 1 libra de feijão verde, aparado e cortado ao meio
- 2 dentes de alho, picados
- 7 onças de tomates enlatados, picados sem sal
- 2 xícaras de caldo de legumes com baixo teor de sódio
- Uma pitada de pimenta preta
- 1 colher de sopa de endro, picado

Instruções:
1. Aqueça uma panela com o azeite, em fogo médio, adicione a cebola e o alho, mexa e refogue por 5 minutos.
2. Adicione o repolho e os demais ingredientes, mexa, tampe e cozinhe em fogo médio por 20 minutos.
3. Divida em tigelas e sirva no almoço.

Nutrição:calorias 281, gordura 8,5, fibra 7,1, carboidratos 14,9, proteína 6,7

Sopa de Cogumelo com Pimenta

Tempo de preparo: 5 minutos
Tempo de cozimento: 30 minutos
Porções: 4

Ingredientes:
- 1 cebola amarela, picada
- 1 colher de azeite
- 1 pimenta vermelha, picada
- 1 colher de chá de pimenta em pó
- ½ colher de chá de páprica picante
- 4 dentes de alho, picados
- 1 quilo de cogumelos brancos, fatiados
- 6 xícaras de caldo de legumes com baixo teor de sódio
- 1 xícara de tomate, picado
- ½ colher de sopa de salsa picada

Instruções:
1. Aqueça uma panela com o óleo, em fogo médio, adicione a cebola, pimenta, páprica picante, pimenta em pó e o alho, mexa e refogue por 5 minutos.
2. Adicione os cogumelos, mexa e cozinhe por mais 5 minutos.
3. Acrescente os demais ingredientes, leve ao fogo brando e cozinhe em fogo médio por 20 minutos.
4. Divida a sopa em tigelas e sirva.

Nutrição:calorias 290, gordura 6,6, fibra 4,6, carboidratos 16,9, proteína 10

Chili Porco

Tempo de preparo: 10 minutos
Tempo de cozimento: 30 minutos
Porções: 4

Ingredientes:

- 2 quilos de carne de porco ensopada, em cubos
- 2 colheres de sopa de pasta de pimentão
- 1 cebola amarela, picada
- 2 dentes de alho, picados
- 1 colher de azeite
- 2 xícaras de caldo de carne com baixo teor de sódio
- 1 colher de orégano, picado

Instruções:

1. Aqueça uma panela com o azeite, em fogo médio-alto, adicione a cebola e o alho, mexa e refogue por 5 minutos.
2. Adicione a carne e doure por mais 5 minutos.
3. Acrescente os demais ingredientes, deixe ferver e cozinhe em fogo médio por mais 20 minutos.
4. Divida a mistura em tigelas e sirva.

Nutrição:calorias 363, gordura 8,6, fibra 7, carboidratos 17,3, proteína 18,4

Salada de cogumelos páprica e salmão

Tempo de preparo: 10 minutos
Tempo de cozimento: 20 minutos
Porções: 4

Ingredientes:
- 10 onças de salmão defumado, baixo teor de sódio, sem osso, sem pele e em cubos
- 2 cebolinhas verdes, picadas
- 2 pimentas vermelhas, picadas
- 1 colher de azeite
- ½ colher de chá de orégano, seco
- ½ colher de chá de páprica defumada
- Uma pitada de pimenta preta
- 8 onças de cogumelos brancos, fatiados
- 1 colher de sopa de suco de limão
- 1 xícara de azeitonas pretas sem caroço e cortadas ao meio
- 1 colher de sopa de salsa, picada

Instruções:
1. Aqueça uma panela com o óleo em fogo médio, adicione a cebola e a pimenta, mexa e cozinhe por 4 minutos.
2. Adicione os cogumelos, mexa e refogue por 5 minutos.
3. Adicione o salmão e os demais ingredientes, misture, cozinhe tudo por mais 10 minutos, divida em tigelas e sirva no almoço.

Nutrição: calorias 321, gordura 8,5, fibra 8, carboidratos 22,2, proteína 13,5

Mix de grão de bico e batata

Tempo de preparo: 10 minutos
Tempo de cozimento: 30 minutos
Porções: 4

Ingredientes:

- 2 colheres de azeite
- 1 xícara de grão de bico enlatado, sem adição de sal, escorrido e enxaguado
- 1 quilo de batata doce descascada e cortada em rodelas
- 4 dentes de alho, picados
- 2 chalotas, picadas
- 1 xícara de tomates enlatados, sem sal e picados
- 1 colher de chá de coentro, moído
- 2 tomates, picados
- 1 xícara de caldo de legumes com baixo teor de sódio
- Uma pitada de pimenta preta
- 1 colher de sopa de suco de limão
- 1 colher de sopa de coentro, picado

Instruções:

1. Aqueça uma panela com o azeite em fogo médio, adicione as chalotas e o alho, mexa e refogue por 5 minutos.
2. Adicione o grão-de-bico, as batatas e os demais ingredientes, deixe ferver e cozinhe em fogo médio por 25 minutos.
3. Divida tudo em tigelas e sirva no almoço.

Nutrição:calorias 341, gordura 11,7, fibra 6, carboidratos 14,9, proteína 18,7

Mix de Frango com Cardamomo

Tempo de preparo: 10 minutos
Tempo de cozimento: 30 minutos
Porções: 4

Ingredientes:
- 1 colher de azeite
- 1 libra de peito de frango, sem pele, sem osso e em cubos
- 1 chalota, picada
- 1 colher de sopa de gengibre, ralado
- 2 dentes de alho, picados
- 1 colher de chá de cardamomo, moído
- ½ colher de chá de açafrão em pó
- 1 colher de chá de suco de limão
- 1 xícara de caldo de galinha com baixo teor de sódio
- 1 colher de sopa de coentro, picado

Instruções:
1. Aqueça uma panela com o óleo em fogo médio-alto, adicione a cebola, o gengibre, o alho, o cardamomo e a cúrcuma, mexa e refogue por 5 minutos.
2. Adicione a carne e doure por 5 minutos.
3. Adicione os demais ingredientes, leve tudo ao fogo e cozinhe por 20 minutos.
4. Divida a mistura em tigelas e sirva.

Nutrição:calorias 175, gordura 6,5, fibra 0,5, carboidratos 3,3, proteína 24,7

Lentilhas Chili

Tempo de preparo: 10 minutos
Tempo de cozimento: 35 minutos
Porções: 6

Ingredientes:
- 1 pimentão verde, picado
- 1 colher de azeite
- 2 cebolinhas, picadas
- 2 dentes de alho, picados
- 24 onças de lentilhas enlatadas, sem adição de sal, escorridas e enxaguadas
- 2 xícaras de caldo de legumes
- 2 colheres de sopa de pimenta em pó, suave
- ½ colher de chá de chipotle em pó
- 30 onças de tomates enlatados, sem adição de sal, picados
- Uma pitada de pimenta preta

Instruções:
1. Aqueça uma panela com o azeite em fogo médio, adicione a cebola e o alho, mexa e refogue por 5 minutos.
2. Adicione o pimentão, as lentilhas e os demais ingredientes, deixe ferver e cozinhe em fogo médio por 30 minutos.
3. Divida o pimentão em tigelas e sirva no almoço.

Nutrição:calorias 466, gordura 5, fibra 37,6, carboidratos 77,9, proteína 31,2

Endívias de Alecrim

Tempo de preparo: 10 minutos
Tempo de cozimento: 20 minutos
Porções: 4

Ingredientes:
- 2 endívias, cortadas ao meio no sentido do comprimento
- 2 colheres de azeite
- 1 colher de chá de alecrim, seco
- ½ colher de chá de açafrão em pó
- Uma pitada de pimenta preta

Instruções:
1. Em uma assadeira, misture as endívias com o óleo e os outros ingredientes, misture delicadamente, introduza no forno e asse a 400 graus F por 20 minutos.
2. Divida entre os pratos e sirva como acompanhamento.

Nutrição:calorias 66, gordura 7,1, fibra 1, carboidratos 1,2, proteína 0,3

Endívias com limão

Tempo de preparo: 10 minutos
Tempo de cozimento: 20 minutos
Porções: 4

Ingredientes:
- 4 endívias, cortadas ao meio no sentido do comprimento
- 1 colher de sopa de suco de limão
- 1 colher de sopa de raspas de limão, raladas
- 2 colheres de sopa de parmesão sem gordura, ralado
- 2 colheres de azeite
- Uma pitada de pimenta preta

Instruções:
1. Em uma assadeira, misture as endívias com o suco de limão e os outros ingredientes, exceto o parmesão e misture.
2. Polvilhe o parmesão por cima, asse as endívias a 400 graus F por 20 minutos, divida entre os pratos e sirva como acompanhamento.

Nutrição:calorias 71, gordura 7,1, fibra 0,9, carboidratos 2,3, proteína 0,9

Aspargos ao pesto

Tempo de preparo: 10 minutos
Tempo de cozimento: 20 minutos
Porções: 4

Ingredientes:
- 1 libra de aspargos, aparados
- 2 colheres de sopa de pesto de manjericão
- 1 colher de sopa de suco de limão
- Uma pitada de pimenta preta
- 3 colheres de azeite
- 2 colheres de sopa de coentro, picado

Instruções:
1. Arrume os aspargos na assadeira forrada, adicione o pesto e os outros ingredientes, misture, introduza no forno e cozinhe a 400 graus F por 20 minutos.
2. Divida entre os pratos e sirva como acompanhamento.

Nutrição:calorias 114, gordura 10,7, fibra 2,4, carboidratos 4,6, proteína 2,6

Cenouras de páprica

Tempo de preparo: 10 minutos
Tempo de cozimento: 30 minutos
Porções: 4

Ingredientes:
- 1 libra de cenouras baby, aparadas
- 1 colher de sopa de páprica doce
- 1 colher de chá de suco de limão
- 3 colheres de azeite
- Uma pitada de pimenta preta
- 1 colher de chá de sementes de gergelim

Instruções:
1. Arrume as cenouras em uma assadeira forrada, adicione a páprica e os outros ingredientes, exceto as sementes de gergelim, misture, introduza no forno e asse a 400 graus F por 30 minutos.
2. Divida as cenouras entre os pratos, polvilhe sementes de gergelim por cima e sirva como acompanhamento.

Nutrição:calorias 142, gordura 11,3, fibra 4,1, carboidratos 11,4, proteína 1,2

Batata Cremosa

Tempo de preparo: 10 minutos
Tempo de cozimento: 1 hora
Porções: 8

Ingredientes:
- 1 libra de batatas douradas, descascadas e cortadas em fatias
- 2 colheres de azeite
- 1 cebola roxa, picada
- 2 dentes de alho, picados
- 2 xícaras de creme de coco
- 1 colher de sopa de tomilho, picado
- ¼ colher de chá de noz-moscada, moída
- ½ xícara de parmesão com baixo teor de gordura, ralado

Instruções:
1. Aqueça uma panela com o azeite em fogo médio, adicione a cebola e o alho e refogue por 5 minutos.
2. Adicione as batatas e doure-as por mais 5 minutos.
3. Adicione o creme de leite e o restante dos ingredientes, misture delicadamente, deixe ferver e cozinhe em fogo médio por mais 40 minutos.
4. Divida a mistura entre os pratos e sirva como acompanhamento.

Nutrição:calorias 230, gordura 19,1, fibra 3,3, carboidratos 14,3, proteína 3,6

repolho de gergelim

Tempo de preparo: 10 minutos
Tempo de cozimento: 20 minutos
Porções: 4

Ingredientes:
- 1 quilo de repolho verde, picado grosseiramente
- 2 colheres de azeite
- Uma pitada de pimenta preta
- 1 chalota, picada
- 2 dentes de alho, picados
- 2 colheres de vinagre balsâmico
- 2 colheres de chá de páprica picante
- 1 colher de chá de sementes de gergelim

Instruções:
1. Aqueça uma panela com o azeite em fogo médio, adicione a cebola e o alho e refogue por 5 minutos.
2. Adicione o repolho e os outros ingredientes, misture, cozinhe em fogo médio por 15 minutos, divida entre os pratos e sirva.

Nutrição:calorias 101, gordura 7,6, fibra 3,4, carboidratos 84, proteína 1,9

Coentro Brócolis

Tempo de preparo: 10 minutos
Tempo de cozimento: 30 minutos
Porções: 4

Ingredientes:
- 2 colheres de azeite
- 1 libra de floretes de brócolis
- 2 dentes de alho, picados
- 2 colheres de sopa de molho de pimenta
- 1 colher de sopa de suco de limão
- Uma pitada de pimenta preta
- 2 colheres de sopa de coentro, picado

Instruções:
1. Em uma assadeira, misture o brócolis com o óleo, alho e os outros ingredientes, misture um pouco, introduza no forno e asse a 400 graus F por 30 minutos.
2. Divida a mistura entre os pratos e sirva como acompanhamento.

Nutrição:calorias 103, gordura 7,4, fibra 3, carboidratos 8,3, proteína 3,4

Couves de Bruxelas com pimenta

Tempo de preparo: 10 minutos
Tempo de cozimento: 25 minutos
Porções: 4

Ingredientes:
- 1 colher de azeite
- 1 quilo de couves de Bruxelas, aparadas e cortadas ao meio
- 2 dentes de alho, picados
- ½ xícara de mussarela com baixo teor de gordura, ralada
- Uma pitada de flocos de pimenta, esmagados

Instruções:
1. Em uma assadeira, misture os brotos com o óleo e os outros ingredientes, exceto o queijo e misture.
2. Polvilhe o queijo por cima, introduza no forno e asse a 400 graus F por 25 minutos.
3. Divida entre os pratos e sirva como acompanhamento.

Nutrição:calorias 91, gordura 4,5, fibra 4,3, carboidratos 10,9, proteína 5

Mistura de Couves de Bruxelas e Cebolinha

Tempo de preparo: 10 minutos
Tempo de cozimento: 25 minutos
Porções: 4

Ingredientes:
- 2 colheres de azeite
- 1 quilo de couves de Bruxelas, aparadas e cortadas ao meio
- 3 cebolinhas verdes, picadas
- 2 dentes de alho, picados
- 1 colher de vinagre balsâmico
- 1 colher de sopa de páprica doce
- Uma pitada de pimenta preta

Instruções:
1. Em uma assadeira, misture as couves de Bruxelas com o óleo e os outros ingredientes, misture e leve ao forno a 400 graus F por 25 minutos.
2. Divida a mistura entre os pratos e sirva.

Nutrição:calorias 121, gordura 7,6, fibra 5,2, carboidratos 12,7, proteína 4,4

Purê de couve-flor

Tempo de preparo: 10 minutos
Tempo de cozimento: 25 minutos
Porções: 4

Ingredientes:
- 2 quilos de floretes de couve-flor
- ½ xícara de leite de coco
- Uma pitada de pimenta preta
- ½ xícara de creme de leite com baixo teor de gordura
- 1 colher de sopa de coentro, picado
- 1 colher de cebolinha, picada

Instruções:
1. Coloque a couve-flor em uma panela, adicione água até cobrir, deixe ferver em fogo médio, cozinhe por 25 minutos e escorra.
2. Amasse a couve-flor, adicione o leite, a pimenta preta e o creme de leite, bata bem, divida entre os pratos, polvilhe o restante dos ingredientes por cima e sirva.

Nutrição:calorias 188, gordura 13,4, fibra 6,4, carboidratos 15, proteína 6,1

Salada de Abacate

Tempo de preparo: 5 minutos
Tempo de cozimento: 0 minutos
Porções: 4

Ingredientes:
- 2 colheres de azeite
- 2 abacates, descascados, sem caroço e cortados em fatias
- 1 xícara de azeitonas kalamata, sem caroço e cortadas ao meio
- 1 xícara de tomate, em cubos
- 1 colher de sopa de gengibre, ralado
- Uma pitada de pimenta preta
- 2 xícaras de rúcula baby
- 1 colher de vinagre balsâmico

Instruções:
1. Em uma tigela, misture os abacates com a kalamata e os outros ingredientes, misture e sirva como acompanhamento.

Nutrição:calorias 320, gordura 30,4, fibra 8,7, carboidratos 13,9, proteína 3

salada de rabanete

Tempo de preparo: 5 minutos
Tempo de cozimento: 0 minutos
Porções: 4

Ingredientes:
- 2 cebolinhas verdes, fatiadas
- 1 libra de rabanetes, em cubos
- 2 colheres de vinagre balsâmico
- 2 colheres de azeite
- 1 colher de chá de pimenta em pó
- 1 xícara de azeitonas pretas sem caroço e cortadas ao meio
- Uma pitada de pimenta preta

Instruções:
1. Em uma saladeira grande, misture os rabanetes com as cebolas e os outros ingredientes, misture e sirva como acompanhamento.

Nutrição:calorias 123, gordura 10,8, fibra 3,3, carboidratos 7, proteína 1,3

Salada de endívias com limão

Tempo de preparo: 5 minutos
Tempo de cozimento: 0 minutos
Porções: 4

Ingredientes:
- 2 endívias, grosseiramente raladas
- 1 colher de sopa de endro, picado
- ¼ xícara de suco de limão
- ¼ xícara de azeite
- 2 xícaras de espinafre baby
- 2 tomates, em cubos
- 1 pepino, fatiado
- ½ xícara de nozes, picadas

Instruções:
1. Em uma tigela grande, misture as endívias com o espinafre e os outros ingredientes, misture e sirva como acompanhamento.

Nutrição:calorias 238, gordura 22,3, fibra 3,1, carboidratos 8,4, proteína 5,7

Mix de Azeitonas e Milho

Tempo de preparo: 5 minutos
Tempo de cozimento: 0 minutos
Porções: 4

Ingredientes:
- 2 colheres de azeite
- 1 colher de vinagre balsâmico
- Uma pitada de pimenta preta
- 4 xícaras de milho
- 2 xícaras de azeitonas pretas sem caroço e cortadas ao meio
- 1 cebola roxa, picada
- ½ xícara de tomates cereja, cortados ao meio
- 1 colher de manjericão, picado
- 1 colher de sopa de jalapeño, picado
- 2 xícaras de alface romana, ralada

Instruções:
1. Em uma tigela grande, misture o milho com as azeitonas, a alface e os demais ingredientes, misture bem, divida entre os pratos e sirva como acompanhamento.

Nutrição:calorias 290, gordura 16,1, fibra 7,4, carboidratos 37,6, proteína 6,2

Salada de Rúcula e Pinhões

Tempo de preparo: 5 minutos
Tempo de cozimento: 0 minutos
Porções: 4

Ingredientes:

- ¼ xícara de sementes de romã
- 5 xícaras de rúcula baby
- 6 colheres de sopa de cebolinha verde picada
- 1 colher de vinagre balsâmico
- 2 colheres de azeite
- 3 colheres de pinhão
- ½ chalota, picada

Instruções:

1. Em uma saladeira, misture a rúcula com a romã e os demais ingredientes, misture e sirva.

Nutrição:calorias 120, gordura 11,6, fibra 0,9, carboidratos 4,2, proteína 1,8

Amêndoas e espinafre

Tempo de preparo: 10 minutos
Tempo de cozimento: 0 minutos
Porções: 4

Ingredientes:
- 2 colheres de azeite
- 2 abacates, descascados, sem caroço e cortados em fatias
- 3 xícaras de espinafre baby
- ¼ xícara de amêndoas torradas e picadas
- 1 colher de sopa de suco de limão
- 1 colher de sopa de coentro, picado

Instruções:
1. Em uma tigela, misture os abacates com as amêndoas, espinafre e os outros ingredientes, misture e sirva como acompanhamento.

Nutrição:calorias 181, gordura 4, fibra 4,8, carboidratos 11,4, proteína 6

Salada de feijão verde e milho

Tempo de preparo: 4 minutos
Tempo de cozimento: 0 minutos
Porções: 4

Ingredientes:
- Suco de 1 lima
- 2 xícaras de alface romana, ralada
- 1 xícara de milho
- ½ libra de feijão verde, escaldado e cortado ao meio
- 1 pepino, picado
- 1/3 xícara de cebolinha, picada

Instruções:
1. Em uma tigela, misture o feijão verde com o milho e os demais ingredientes, misture e sirva.

Nutrição:calorias 225, gordura 12, fibra 2,4, carboidratos 11,2, proteína 3,5

Salada de endívias e couve

Tempo de preparo: 4 minutos
Tempo de cozimento: 0 minutos
Porções: 4

Ingredientes:
- 3 colheres de azeite
- 2 endívias, aparadas e raladas
- 2 colheres de sopa de suco de limão
- 1 colher de sopa de raspas de lima, ralada
- 1 cebola roxa, fatiada
- 1 colher de vinagre balsâmico
- 1 libra de couve, rasgada
- Uma pitada de pimenta preta

Instruções:
1. Em uma tigela, misture as endívias com a couve e os demais ingredientes, misture bem e sirva frio como uma salada de acompanhamento.

Nutrição:calorias 270, gordura 11,4, fibra 5, carboidratos 14,3, proteína 5,7

Salada Edamame

Tempo de preparo: 5 minutos
Tempo de cozimento: 6 minutos
Porções: 4

Ingredientes:
- 2 colheres de azeite
- 2 colheres de vinagre balsâmico
- 2 dentes de alho, picados
- 3 xícaras de edamame, sem casca
- 1 colher de cebolinha, picada
- 2 chalotas, picadas

Instruções:
1. Aqueça uma panela com o óleo em fogo médio, adicione o edamame, o alho e os demais ingredientes, misture, cozinhe por 6 minutos, divida entre os pratos e sirva.

Nutrição:calorias 270, gordura 8,4, fibra 5,3, carboidratos 11,4, proteína 6

Salada de uvas e abacate

Tempo de preparo: 5 minutos
Tempo de cozimento: 0 minutos
Porções: 4

Ingredientes:
- 2 xícaras de espinafre baby
- 2 abacates, descascados, sem caroço e picados grosseiramente
- 1 pepino, fatiado
- 1 e ½ xícaras de uvas verdes, cortadas ao meio
- 2 colheres de óleo de abacate
- 1 colher de sopa de vinagre de cidra
- 2 colheres de salsa, picada
- Uma pitada de pimenta preta

Instruções:
1. Em uma saladeira, misture o espinafre baby com os abacates e os outros ingredientes, misture e sirva.

Nutrição:calorias 277, gordura 11,4, fibra 5, carboidratos 14,6, proteína 4

Mistura de berinjela de orégano

Tempo de preparo: 10 minutos
Tempo de cozimento: 20 minutos
Porções: 4

Ingredientes:
- 2 berinjelas grandes, em cubos grossos
- 1 colher de orégano, picado
- ½ xícara de parmesão com baixo teor de gordura, ralado
- ¼ colher de chá de alho em pó
- 2 colheres de azeite
- Uma pitada de pimenta preta

Instruções:
1. Em uma assadeira misture as berinjelas com o orégano e os demais ingredientes exceto o queijo e misture.
2. Polvilhe parmesão por cima, introduza no forno e asse a 370 graus F por 20 minutos.
3. Divida entre os pratos e sirva como acompanhamento.

Nutrição:calorias 248, gordura 8,4, fibra 4, carboidratos 14,3, proteína 5,4

Mistura de Tomates Assados

Tempo de preparo: 10 minutos
Tempo de cozimento: 20 minutos
Porções: 4

Ingredientes:
- 2 quilos de tomates cortados ao meio
- 1 colher de manjericão, picado
- 3 colheres de azeite
- Raspas de 1 limão, raladas
- 3 dentes de alho, picados
- ¼ xícara de parmesão com baixo teor de gordura, ralado
- Uma pitada de pimenta preta

Instruções:
1. Em uma assadeira, misture os tomates com o manjericão e os outros ingredientes, exceto o queijo e misture.
2. Polvilhe o parmesão por cima, introduza no forno a 375 graus F por 20 minutos, divida entre os pratos e sirva como acompanhamento.

Nutrição:calorias 224, gordura 12, fibra 4,3, carboidratos 10,8, proteína 5,1

Cogumelos de tomilho

Tempo de preparo: 10 minutos
Tempo de cozimento: 30 minutos
Porções: 4

Ingredientes:
- 2 quilos de cogumelos brancos, cortados ao meio
- 4 dentes de alho, picados
- 2 colheres de azeite
- 1 colher de sopa de tomilho, picado
- 2 colheres de salsa, picada
- Pimenta preta a gosto

Instruções:
1. Em uma assadeira, misture os cogumelos com o alho e os outros ingredientes, misture, introduza no forno e cozinhe a 400 graus F por 30 minutos.
2. Divida entre os pratos e sirva como acompanhamento.

Nutrição:calorias 251, gordura 9,3, fibra 4, carboidratos 13,2, proteína 6

Salteado de espinafre e milho

Tempo de preparo: 10 minutos
Tempo de cozimento: 15 minutos
Porções: 4

Ingredientes:
- 1 xícara de milho
- 1 quilo de folhas de espinafre
- 1 colher de chá de páprica doce
- 1 colher de azeite
- 1 cebola amarela, picada
- ½ xícara de manjericão, rasgado
- Uma pitada de pimenta preta
- ½ colher de chá de flocos de pimenta vermelha

Instruções:
1. Aqueça uma panela com o óleo em fogo médio-alto, adicione a cebola, mexa e refogue por 5 minutos.
2. Adicione o milho, o espinafre e os demais ingredientes, misture, cozinhe em fogo médio por mais 10 minutos, divida entre os pratos e sirva.

Nutrição:calorias 201, gordura 13,1, fibra 2,5, carboidratos 14,4, proteína 3,7

Salteado de milho e cebolinha

Tempo de preparo: 10 minutos
Tempo de cozimento: 15 minutos
Porções: 4

Ingredientes:
- 4 xícaras de milho
- 1 colher de óleo de abacate
- 2 chalotas, picadas
- 1 colher de chá de pimenta em pó
- 2 colheres de sopa de pasta de tomate, sem adição de sal
- 3 cebolinhas, picadas
- Uma pitada de pimenta preta

Instruções:
1. Aqueça uma panela com o óleo em fogo médio-alto, adicione a cebolinha e a pimenta em pó, mexa e refogue por 5 minutos.
2. Adicione o milho e os demais ingredientes, misture, cozinhe por mais 10 minutos, divida entre os pratos e sirva como acompanhamento.

Nutrição:calorias 259, gordura 11,1, fibra 2,6, carboidratos 13,2, proteína 3,5

Salada de espinafre e manga

Tempo de preparo: 10 minutos
Tempo de cozimento: 0 minutos
Porções: 4

Ingredientes:
- 1 xícara de manga, descascada e em cubos
- 4 xícaras de espinafre baby
- 1 colher de azeite
- 2 cebolinhas, picadas
- 1 colher de sopa de suco de limão
- 1 colher de sopa de alcaparras, escorridas, sem adição de sal
- 1/3 xícara de amêndoas, picadas

Instruções:
1. Em uma tigela, misture o espinafre com a manga e os demais ingredientes, misture e sirva.

Nutrição:calorias 200, gordura 7,4, fibra 3, carboidratos 4,7, proteína 4,4

Batata Mostarda

Tempo de preparo: 5 minutos
Tempo de cozimento: 1 hora
Porções: 4

Ingredientes:
- 1 libra de batatas douradas, descascadas e cortadas em fatias
- 2 colheres de azeite
- Uma pitada de pimenta preta
- 2 colheres de alecrim, picado
- 1 colher de sopa de mostarda Dijon
- 2 dentes de alho, picados

Instruções:
1. Em uma assadeira, misture as batatas com o óleo e os outros ingredientes, misture, introduza no forno a 400 graus F e asse por cerca de 1 hora.
2. Divida entre os pratos e sirva como acompanhamento imediatamente.

Nutrição:calorias 237, gordura 11,5, fibra 6,4, carboidratos 14,2, proteína 9

Couves de Bruxelas de Coco

Tempo de preparo: 5 minutos
Tempo de cozimento: 30 minutos
Porções: 4

Ingredientes:
- 1 quilo de couves de Bruxelas, aparadas e cortadas ao meio
- 1 xícara de creme de coco
- 1 colher de azeite
- 2 chalotas, picadas
- Uma pitada de pimenta preta
- ½ xícara de castanha de caju, picada

Instruções:
1. Em uma assadeira, misture os brotos com o creme e o restante dos ingredientes, misture e leve ao forno por 30 minutos a 350 graus F.
2. Divida entre os pratos e sirva como acompanhamento.

Nutrição:calorias 270, gordura 6,5, fibra 5,3, carboidratos 15,9, proteína 3,4

Cenouras Sálvias

Tempo de preparo: 10 minutos
Tempo de cozimento: 30 minutos
Porções: 4

Ingredientes:
- 2 colheres de azeite
- 2 colheres de chá de páprica doce
- 1 quilo de cenouras descascadas e cortadas em cubos grosseiros
- 1 cebola roxa, picada
- 1 colher de sopa de sálvia, picada
- Uma pitada de pimenta preta

Instruções:
1. Em uma assadeira, misture as cenouras com o óleo e os outros ingredientes, misture e leve ao forno a 380 graus F por 30 minutos.
2. Divida entre os pratos e sirva.

Nutrição:calorias 200, gordura 8,7, fibra 2,5, carboidratos 7,9, proteína 4

Cogumelos Alho e Milho

Tempo de preparo: 10 minutos
Tempo de cozimento: 20 minutos
Porções: 4

Ingredientes:
- 1 libra de cogumelos brancos, cortados ao meio
- 2 xícaras de milho
- 2 colheres de azeite
- 4 dentes de alho, picados
- 1 xícara de tomates enlatados, sem sal, picados
- Uma pitada de pimenta preta
- ½ colher de chá de pimenta em pó

Instruções:
1. Aqueça uma panela com o azeite em fogo médio, adicione os cogumelos, o alho e o milho, mexa e refogue por 10 minutos.
2. Adicione o restante dos ingredientes, misture, cozinhe em fogo médio por mais 10 minutos, divida entre os pratos e sirva.

Nutrição:calorias 285, gordura 13, fibra 2,2, carboidratos 14,6, proteína 6,7.

Feijão ao pesto

Tempo de preparo: 10 minutos
Tempo de cozimento: 15 minutos
Porções: 4

Ingredientes:
- 2 colheres de sopa de pesto de manjericão
- 2 colheres de chá de páprica doce
- 1 libra de feijão verde, aparado e cortado ao meio
- Suco de 1 limão
- 2 colheres de azeite
- 1 cebola roxa, fatiada
- Uma pitada de pimenta preta

Instruções:
1. Aqueça uma panela com o óleo em fogo médio-alto, adicione a cebola, mexa e refogue por 5 minutos.
2. Adicione o feijão e o restante dos ingredientes, misture, cozinhe em fogo médio por 10 minutos, divida entre os pratos e sirva.

Nutrição:calorias 280, gordura 10, fibra 7,6, carboidratos 13,9, proteína 4,7

Tomate Estragão

Tempo de preparo: 5 minutos
Tempo de cozimento: 0 minutos
Porções: 4

Ingredientes:
- 1 e ½ colher de sopa de azeite
- 1 libra de tomates, cortados em rodelas
- 1 colher de sopa de suco de limão
- 1 colher de sopa de raspas de lima, ralada
- 2 colheres de sopa de estragão, picado
- Uma pitada de pimenta preta

Instruções:
1. Em uma tigela, misture os tomates com os outros ingredientes, misture e sirva como salada.

Nutrição:calorias 170, gordura 4, fibra 2,1, carboidratos 11,8, proteínas 6

Beterraba Amêndoa

Tempo de preparo: 10 minutos
Tempo de cozimento: 30 minutos
Porções: 4

Ingredientes:
- 4 beterrabas descascadas e cortadas em gomos
- 3 colheres de azeite
- 2 colheres de sopa de amêndoas, picadas
- 2 colheres de vinagre balsâmico
- Uma pitada de pimenta preta
- 2 colheres de salsa, picada

Instruções:
1. Em uma assadeira, misture as beterrabas com o óleo e os outros ingredientes, misture, introduza no forno e asse a 400 graus f por 30 minutos.
2. Divida a mistura entre os pratos e sirva.

Nutrição:calorias 230, gordura 11, fibra 4,2, carboidratos 7,3, proteína 3,6

Tomate Menta e Milho

Tempo de preparo: 5 minutos
Tempo de cozimento: 0 minutos
Porções: 4

Ingredientes:
- 2 colheres de hortelã, picada
- 1 libra de tomates, cortados em rodelas
- 2 xícaras de milho
- 2 colheres de azeite
- 1 colher de sopa de vinagre de alecrim
- Uma pitada de pimenta preta

Instruções:
1. Em uma saladeira, misture os tomates com o milho e os demais ingredientes, misture e sirva.

Apreciar!

Nutrição:calorias 230, gordura 7,2, fibra 2, carboidratos 11,6, proteína 4

Salsa de Abobrinha e Abacate

Tempo de preparo: 5 minutos
Tempo de cozimento: 10 minutos
Porções: 4

Ingredientes:

- 2 colheres de azeite
- 2 abobrinhas, em cubos
- 1 abacate, descascado, sem caroço e em cubos
- 2 tomates, em cubos
- 1 pepino, em cubos
- 1 cebola amarela, picada
- 2 colheres de sopa de suco de limão fresco
- 2 colheres de sopa de coentro, picado

Instruções:

1. Aqueça uma panela com o azeite em fogo médio, adicione a cebola e as abobrinhas, misture e cozinhe por 5 minutos.
2. Adicione o restante dos ingredientes, misture, cozinhe por mais 5 minutos, divida entre os pratos e sirva.

Nutrição:calorias 290, gordura 11,2, fibra 6,1, carboidratos 14,7, proteína 5,6

Mistura de maçã e repolho

Tempo de preparo: 5 minutos
Tempo de cozimento: 0 minutos
Porções: 4

Ingredientes:
- 2 maçãs verdes, sem caroço e em cubos
- 1 cabeça de repolho roxo, ralada
- 2 colheres de vinagre balsâmico
- ½ colher de chá de sementes de alcaravia
- 2 colheres de azeite
- Pimenta preta a gosto

Instruções:
1. Em uma tigela, misture o repolho com as maçãs e os outros ingredientes, misture e sirva como salada.

Nutrição:calorias 165, gordura 7,4, fibra 7,3, carboidratos 26, proteína 2,6

Beterraba Assada

Tempo de preparo: 10 minutos
Tempo de cozimento: 30 minutos
Porções: 4

Ingredientes:
- 4 beterrabas descascadas e cortadas em gomos
- 2 colheres de azeite
- 2 dentes de alho, picados
- Uma pitada de pimenta preta
- ¼ xícara de salsa, picada
- ¼ xícara de nozes, picadas

Instruções:
1. Em uma assadeira, misture as beterrabas com o óleo e os outros ingredientes, misture para revestir, introduza no forno a 420 graus F, asse por 30 minutos, divida entre os pratos e sirva como acompanhamento.

Nutrição:calorias 156, gordura 11,8, fibra 2,7, carboidratos 11,5, proteína 3,8

Repolho Dill

Tempo de preparo: 10 minutos
Tempo de cozimento: 15 minutos
Porções: 4

Ingredientes:
- 1 quilo de repolho verde, picado
- 1 cebola amarela, picada
- 1 tomate, em cubos
- 1 colher de sopa de endro, picado
- Uma pitada de pimenta preta
- 1 colher de azeite

Instruções:
1. Aqueça uma panela com o azeite em fogo médio, adicione a cebola e refogue por 5 minutos.
2. Adicione o repolho e o restante dos ingredientes, misture, cozinhe em fogo médio por 10 minutos, divida entre os pratos e sirva.

Nutrição:calorias 74, gordura 3,7, fibra 3,7, carboidratos 10,2, proteína 2,1

Salada de repolho e cenoura

Tempo de preparo: 5 minutos
Tempo de cozimento: 0 minutos
Porções: 4

Ingredientes:
- 2 chalotas, picadas
- 2 cenouras, raladas
- 1 cabeça grande de repolho roxo, ralada
- 1 colher de azeite
- 1 colher de sopa de vinagre vermelho
- Uma pitada de pimenta preta
- 1 colher de sopa de suco de limão

Instruções:
1. Em uma tigela, misture o repolho com a cebolinha e os outros ingredientes, misture e sirva como salada.

Nutrição: calorias 106, gordura 3,8, fibra 6,5, carboidratos 18, proteína 3,3

Molho de Tomate e Azeitonas

Tempo de preparo: 10 minutos
Tempo de cozimento: 0 minutos
Porções: 6

Ingredientes:
- 1 libra de tomates cereja, cortados ao meio
- 2 colheres de azeite
- 1 xícara de azeitonas kalamata, sem caroço e cortadas ao meio
- Uma pitada de pimenta preta
- 1 cebola roxa, picada
- 1 colher de vinagre balsâmico
- ¼ xícara de coentro, picado

Instruções:
1. Em uma tigela, misture os tomates com as azeitonas e os demais ingredientes, misture e sirva como salada.

Nutrição:calorias 131, gordura 10,9, fibra 3,1, carboidratos 9,2, proteína 1,6

Salada de Abobrinha

Tempo de preparo: 4 minutos
Tempo de cozimento: 0 minutos
Porções: 4

Ingredientes:
- 2 abobrinhas cortadas com espiralizador
- 1 cebola roxa, fatiada
- 1 colher de sopa de pesto de manjericão
- 1 colher de sopa de suco de limão
- 1 colher de azeite
- ½ xícara de coentro, picado
- Pimenta preta a gosto

Instruções:
1. Em uma saladeira, misture as abobrinhas com a cebola e os demais ingredientes, misture e sirva.

Nutrição:calorias 58, gordura 3,8, fibra 1,8, carboidratos 6, proteína 1,6

Salada de cenoura com curry

Tempo de preparo: 4 minutos
Tempo de cozimento: 0 minutos
Porções: 4

Ingredientes:
- 1 quilo de cenouras descascadas e raladas grosseiramente
- 2 colheres de óleo de abacate
- 2 colheres de suco de limão
- 3 colheres de sopa de sementes de gergelim
- ½ colher de chá de curry em pó
- 1 colher de chá de alecrim, seco
- ½ colher de chá de cominho, moído

Instruções:
1. Em uma tigela, misture as cenouras com o óleo, o suco de limão e os demais ingredientes, misture e sirva frio como uma salada de acompanhamento.

Nutrição:calorias 99, gordura 4,4, fibra 4,2, carboidratos 13,7, proteína 2,4

Salada de alface e beterraba

Tempo de preparo: 5 minutos
Tempo de cozimento: 0 minutos
Porções: 4

Ingredientes:
- 1 colher de sopa de gengibre, ralado
- 2 dentes de alho, picados
- 4 xícaras de alface romana, rasgada
- 1 beterraba, descascada e ralada
- 2 cebolinhas verdes, picadas
- 1 colher de vinagre balsâmico
- 1 colher de sopa de sementes de gergelim

Instruções:
1. Em uma tigela, misture a alface com o gengibre, o alho e os demais ingredientes, misture e sirva como acompanhamento.

Nutrição:calorias 42, gordura 1,4, fibra 1,5, carboidratos 6,7, proteína 1,4

Rabanetes de Ervas

Tempo de preparo: 5 minutos
Tempo de cozimento: 0 minutos
Porções: 4

Ingredientes:
- 1 libra de rabanetes vermelhos, em cubos grosseiros
- 1 colher de cebolinha, picada
- 1 colher de sopa de salsa, picada
- 1 colher de orégano, picado
- 2 colheres de azeite
- 1 colher de sopa de suco de limão
- Pimenta preta a gosto

Instruções:
1. Em uma saladeira, misture os rabanetes com a cebolinha e os demais ingredientes, misture e sirva.

Nutrição:calorias 85, gordura 7,3, fibra 2,4, carboidratos 5,6, proteína 1

Mistura de Funcho Assado

Tempo de preparo: 5 minutos
Tempo de cozimento: 20 minutos
Porções: 4

Ingredientes:
- 2 bulbos de erva-doce, fatiados
- 1 colher de chá de páprica doce
- 1 cebola roxa pequena, fatiada
- 2 colheres de azeite
- 2 colheres de sopa de suco de limão
- 2 colheres de dill, picado
- Pimenta preta a gosto

Instruções:
1. Em uma assadeira, misture a erva-doce com a páprica e os outros ingredientes, misture e leve ao forno a 380 graus F por 20 minutos.
2. Divida a mistura entre os pratos e sirva.

Nutrição:calorias 114, gordura 7,4, fibra 4,5, carboidratos 13,2, proteína 2,1

Pimentas Assadas

Tempo de preparo: 10 minutos
Tempo de cozimento: 30 minutos
Porções: 4

Ingredientes:
- 1 libra de pimentão misto, cortado em fatias
- 1 cebola roxa, em fatias finas
- 2 colheres de azeite
- Pimenta preta a gosto
- 1 colher de orégano, picado
- 2 colheres de sopa de folhas de hortelã, picadas

Instruções:
1. Em uma assadeira, misture os pimentões com a cebola e os outros ingredientes, misture e leve ao forno a 380 graus F por 30 minutos.
2. Divida a mistura entre os pratos e sirva.

Nutrição:calorias 240, gordura 8,2, fibra 4,2, carboidratos 11,3, proteína 5,6

Salteado de Tâmaras e Repolho

Tempo de preparo: 5 minutos
Tempo de cozimento: 15 minutos
Porções: 4

Ingredientes:
- 1 libra de repolho roxo, picado
- 8 tâmaras, sem caroço e fatiadas
- 2 colheres de azeite
- ¼ xícara de caldo de legumes com baixo teor de sódio
- 2 colheres de cebolinha, picada
- 2 colheres de suco de limão
- Pimenta preta a gosto

Instruções:
1. Aqueça uma panela com o óleo em fogo médio, adicione o repolho e as tâmaras, misture e cozinhe por 4 minutos.
2. Adicione o caldo e os outros ingredientes, misture, cozinhe em fogo médio por mais 11 minutos, divida entre os pratos e sirva.

Nutrição:calorias 280, gordura 8,1, fibra 4,1, carboidratos 8,7, proteína 6,3

Mistura de Feijão Preto

Tempo de preparo: 4 minutos
Tempo de cozimento: 0 minutos
Porções: 4

Ingredientes:
- 3 xícaras de feijão preto enlatado, sem adição de sal, escorrido e enxaguado
- 1 xícara de tomates cereja, cortados ao meio
- 2 chalotas, picadas
- 3 colheres de azeite
- 1 colher de vinagre balsâmico
- Pimenta preta a gosto
- 1 colher de cebolinha, picada

Instruções:
1. Em uma tigela, misture o feijão com os tomates e os outros ingredientes, misture e sirva frio como acompanhamento.

Nutrição:calorias 310, gordura 11,0, fibra 5,3, carboidratos 19,6, proteína 6,8

Mix de Azeitonas e Endívias

Tempo de preparo: 4 minutos
Tempo de cozimento: 0 minutos
Porções: 4

Ingredientes:
- 2 cebolinhas, picadas
- 2 endívias, raladas
- 1 xícara de azeitonas pretas sem caroço e fatiadas
- ½ xícara de azeitonas kalamata, sem caroço e fatiadas
- ¼ xícara de vinagre de maçã
- 2 colheres de azeite
- 1 colher de sopa de coentro, picado

Instruções:
1. Em uma tigela, misture as endívias com as azeitonas e os demais ingredientes, misture e sirva.

Nutrição:calorias 230, gordura 9,1, fibra 6,3, carboidratos 14,6, proteína 7,2

Salada de tomate e pepino

Tempo de preparo: 5 minutos
Tempo de cozimento: 0 minutos
Porções: 4

Ingredientes:
- ½ libra de tomate, em cubos
- 2 pepinos, fatiados
- 1 colher de azeite
- 2 cebolinhas, picadas
- Pimenta preta a gosto
- Suco de 1 lima
- ½ xícara de manjericão, picado

Instruções:
1. Em uma saladeira, misture os tomates com o pepino e os outros ingredientes, misture e sirva frio.

Nutrição:calorias 224, gordura 11,2, fibra 5,1, carboidratos 8,9, proteína 6,2

Salada de pimentão e cenoura

Tempo de preparo: 5 minutos
Tempo de cozimento: 0 minutos
Porções: 4

Ingredientes:
- 1 xícara de tomates cereja, cortados ao meio
- 1 pimentão amarelo, picado
- 1 pimentão vermelho, picado
- 1 pimentão verde, picado
- ½ kg de cenoura ralada
- 3 colheres de vinagre de vinho tinto
- 2 colheres de azeite
- 1 colher de sopa de coentro, picado
- Pimenta preta a gosto

Instruções:
1. Em uma saladeira, misture os tomates com os pimentões, as cenouras e os demais ingredientes, misture e sirva como acompanhamento de salada.

Nutrição:calorias 123, gordura 4, fibra 8,4, carboidratos 14,4, proteína 1,1

Feijão Preto e Mistura de Arroz

Tempo de preparo: 10 minutos
Tempo de cozimento: 30 minutos
Porções: 4

Ingredientes:
- 2 colheres de azeite
- 1 cebola amarela, picada
- 1 xícara de feijão preto enlatado, sem adição de sal, escorrido e enxaguado
- 2 xícaras de arroz preto
- 4 xícaras de caldo de galinha com baixo teor de sódio
- 2 colheres de tomilho, picado
- Raspas de ½ limão raladas
- Uma pitada de pimenta preta

Instruções:
1. Aqueça uma panela com o óleo em fogo médio-alto, adicione a cebola, mexa e refogue por 4 minutos.
2. Adicione o feijão, o arroz e os demais ingredientes, misture, deixe ferver e cozinhe em fogo médio por 25 minutos.
3. Mexa a mistura, divida entre os pratos e sirva.

Nutrição:calorias 290, gordura 15,3, fibra 6,2, carboidratos 14,6, proteína 8

Mistura de arroz e couve-flor

Tempo de preparo: 10 minutos
Tempo de cozimento: 25 minutos
Porções: 4

Ingredientes:
- 1 xícara de floretes de couve-flor
- 1 xícara de arroz branco
- 2 xícaras de caldo de galinha com baixo teor de sódio
- 1 colher de óleo de abacate
- 2 chalotas, picadas
- ¼ xícara de cranberries
- ½ xícara de amêndoas, fatiadas

Instruções:
1. Aqueça uma panela com o óleo em fogo médio, adicione as chalotas, mexa e refogue por 5 minutos.
2. Adicione a couve-flor, o arroz e os demais ingredientes, misture, deixe ferver e cozinhe em fogo médio por 20 minutos.
3. Divida a mistura entre os pratos e sirva.

Nutrição:calorias 290, gordura 15,1, fibra 5,6, carboidratos 7, proteína 4,5

Mistura de Feijão Balsâmico

Tempo de preparo: 10 minutos
Tempo de cozimento: 0 minutos
Porções: 4

Ingredientes:
- 2 xícaras de feijão preto enlatado, sem adição de sal, escorrido e enxaguado
- 2 xícaras de feijão branco enlatado, sem adição de sal, escorrido e enxaguado
- 2 colheres de vinagre balsâmico
- 2 colheres de azeite
- 1 colher de chá de orégano, seco
- 1 colher de chá de manjericão, seco
- 1 colher de cebolinha, picada

Instruções:
1. Em uma saladeira, misture o feijão com o vinagre e os outros ingredientes, misture e sirva como salada.

Nutrição:calorias 322, gordura 15,1, fibra 10, carboidratos 22,0, proteína 7

Beterraba cremosa

Tempo de preparo: 5 minutos
Tempo de cozimento: 20 minutos
Porções: 4

Ingredientes:
- 1 libra de beterraba, descascada e em cubos
- 1 cebola roxa, picada
- 1 colher de azeite
- ½ xícara de creme de coco
- 4 colheres de iogurte desnatado
- 1 colher de cebolinha, picada

Instruções:
1. Aqueça uma panela com o azeite em fogo médio, adicione a cebola, mexa e refogue por 4 minutos.
2. Adicione as beterrabas, o creme de leite e os outros ingredientes, misture, cozinhe em fogo médio por mais 15 minutos, divida entre os pratos e sirva.

Nutrição:calorias 250, gordura 13,4, fibra 3, carboidratos 13,3, proteína 6,4

Mix de abacate e pimentão

Tempo de preparo: 10 minutos
Tempo de cozimento: 14 minutos
Porções: 4

Ingredientes:
- 1 colher de óleo de abacate
- 1 colher de chá de páprica doce
- 1 libra de pimentão misto, cortado em tiras
- 1 abacate, descascado, sem caroço e cortado ao meio
- 1 colher de chá de alho em pó
- 1 colher de chá de alecrim, seco
- ½ xícara de caldo de legumes com baixo teor de sódio
- Pimenta preta a gosto

Instruções:
1. Aqueça uma panela com o óleo em fogo médio-alto, adicione todos os pimentões, mexa e refogue por 5 minutos.
2. Adicione o restante dos ingredientes, misture, cozinhe por mais 9 minutos em fogo médio, divida entre os pratos e sirva.

Nutrição:calorias 245, gordura 13,8, fibra 5, carboidratos 22,5, proteína 5,4

Batata doce assada e beterraba

Tempo de preparo: 10 minutos
Tempo de cozimento: 1 hora
Porções: 4

Ingredientes:
- 3 colheres de azeite
- 2 batatas doces descascadas e cortadas em rodelas
- 2 beterrabas descascadas e cortadas em gomos
- 1 colher de orégano, picado
- 1 colher de sopa de suco de limão
- Pimenta preta a gosto

Instruções:
1. Arrume as batatas-doces e as beterrabas em uma assadeira forrada, adicione o restante dos ingredientes, misture, introduza no forno e asse a 375 graus F por 1 hora /
2. Divida entre os pratos e sirva como acompanhamento.

Nutrição:calorias 240, gordura 11,2, fibra 4, carboidratos 8,6, proteína 12,1

Couve Refogada

Tempo de preparo: 10 minutos
Tempo de cozimento: 15 minutos
Porções: 4

Ingredientes:
- 2 colheres de azeite
- 3 colheres de sopa de aminos de coco
- 1 libra de couve, rasgada
- 1 cebola roxa, picada
- 2 dentes de alho, picados
- 1 colher de sopa de suco de limão
- 1 colher de sopa de coentro, picado

Instruções:
1. Aqueça uma panela com o azeite em fogo médio, adicione a cebola e o alho e refogue por 5 minutos.
2. Adicione a couve e os outros ingredientes, misture, cozinhe em fogo médio por 10 minutos, divida entre os pratos e sirva.

Nutrição:calorias 200, gordura 7,1, fibra 2, carboidratos 6,4, proteína 6

Cenouras temperadas

Tempo de preparo: 10 minutos
Tempo de cozimento: 20 minutos
Porções: 4

Ingredientes:
- 1 colher de sopa de suco de limão
- 1 colher de azeite
- ½ colher de chá de pimenta da Jamaica, moída
- ½ colher de chá de cominho, moído
- ½ colher de chá de noz-moscada, moída
- 1 libra de cenouras baby, aparadas
- 1 colher de sopa de alecrim, picado
- Pimenta preta a gosto

Instruções:
1. Em uma assadeira, misture as cenouras com o suco de limão, óleo e os outros ingredientes, misture, introduza no forno e asse a 400 graus F por 20 minutos.
2. Divida entre os pratos e sirva.

Nutrição:calorias 260, gordura 11,2, fibra 4,5, carboidratos 8,3, proteína 4,3

Alcachofras com limão

Tempo de preparo: 10 minutos
Tempo de cozimento: 20 minutos
Porções: 4

Ingredientes:
- 2 colheres de suco de limão
- 4 alcachofras, aparadas e cortadas ao meio
- 1 colher de sopa de endro, picado
- 2 colheres de azeite
- Uma pitada de pimenta preta

Instruções:
1. Em uma assadeira, misture as alcachofras com o suco de limão e os outros ingredientes, misture delicadamente e leve ao forno a 400 graus F por 20 minutos. Divida entre os pratos e sirva.

Nutrição:calorias 140, gordura 7,3, fibra 8,9, carboidratos 17,7, proteína 5,5

Brócolis, feijão e arroz

Tempo de preparo: 10 minutos
Tempo de cozimento: 30 minutos
Porções: 4

Ingredientes:
- 1 xícara de floretes de brócolis, picados
- 1 xícara de feijão preto enlatado, sem adição de sal, escorrido
- 1 xícara de arroz branco
- 2 xícaras de caldo de galinha com baixo teor de sódio
- 2 colheres de chá de páprica doce
- Pimenta preta a gosto

Instruções:
1. Coloque o caldo em uma panela, aqueça em fogo médio, adicione o arroz e os outros ingredientes, misture, deixe ferver e cozinhe por 30 minutos mexendo de vez em quando.
2. Divida a mistura entre os pratos e sirva como acompanhamento.

Nutrição:calorias 347, gordura 1,2, fibra 9, carboidratos 69,3, proteína 15,1

Mistura de abóbora assada

Tempo de preparo: 10 minutos
Tempo de cozimento: 45 minutos
Porções: 4

Ingredientes:
- 2 colheres de azeite
- 2 quilos de abobrinha, descascada e cortada em fatias
- 1 colher de sopa de suco de limão
- 1 colher de chá de pimenta em pó
- 1 colher de chá de alho em pó
- 2 colheres de chá de coentro, picado
- Uma pitada de pimenta preta

instruções
1. Em uma assadeira, misture a abóbora com o óleo e os outros ingredientes, misture delicadamente, asse no forno a 400 graus F por 45 minutos, divida entre os pratos e sirva como acompanhamento.

Nutrição:calorias 167, gordura 7,4, fibra 4,9, carboidratos 27,5, proteína 2,5

Aspargos Cremosos

Tempo de preparo: 5 minutos
Tempo de cozimento: 20 minutos
Porções: 4

Ingredientes:
- ½ colher de chá de noz-moscada, moída
- 1 libra de aspargos, aparados e cortados ao meio
- 1 xícara de creme de coco
- 1 cebola amarela, picada
- 2 colheres de azeite
- 1 colher de sopa de suco de limão
- 1 colher de sopa de coentro, picado

Instruções:
1. Aqueça uma panela com o azeite em fogo médio, adicione a cebola e a noz-moscada, mexa e refogue por 5 minutos.
2. Adicione os aspargos e os outros ingredientes, misture, deixe ferver e cozinhe em fogo médio por 15 minutos.
3. Divida entre os pratos e sirva.

Nutrição:calorias 236, gordura 21,6, fibra 4,4, carboidratos 11,4, proteína 4,2

Mistura de nabos de manjericão

Tempo de preparo: 10 minutos
Tempo de cozimento: 15 minutos
Porções: 4

Ingredientes:
- 1 colher de óleo de abacate
- 4 nabos, fatiados
- ¼ xícara de manjericão, picado
- Pimenta preta a gosto
- ¼ xícara de caldo de legumes com baixo teor de sódio
- ½ xícara de nozes, picadas
- 2 dentes de alho, picados

Instruções:
1. Aqueça uma panela com o azeite em fogo médio-alto, adicione o alho e os nabos e doure por 5 minutos.
2. Adicione o restante dos ingredientes, misture, cozinhe por mais 10 minutos, divida entre os pratos e sirva.

Nutrição:calorias 140, gordura 9,7, fibra 3,3, carboidratos 10,5, proteína 5

Mix de Arroz e Alcaparras

Tempo de preparo: 10 minutos
Tempo de cozimento: 20 minutos
Porções: 4

Ingredientes:
- 1 xícara de arroz branco
- 1 colher de sopa de alcaparras, picadas
- 2 xícaras de caldo de galinha com baixo teor de sódio
- 1 cebola roxa, picada
- 1 colher de óleo de abacate
- 1 colher de sopa de coentro, picado
- 1 colher de chá de páprica doce

Instruções:
1. Aqueça uma panela com o óleo em fogo médio-alto, adicione a cebola, mexa e refogue por 5 minutos.
2. Adicione o arroz, as alcaparras e os outros ingredientes, misture, deixe ferver e cozinhe por 15 minutos.
3. Divida a mistura entre os pratos e sirva como acompanhamento.

Nutrição:calorias 189, gordura 0,9, fibra 1,6, carboidratos 40,2, proteína 4,3

Mistura de espinafre e couve

Tempo de preparo: 5 minutos
Tempo de cozimento: 15 minutos
Porções: 4

Ingredientes:

- 2 xícaras de espinafre baby
- 5 xícaras de couve, rasgada
- 2 chalotas, picadas
- 2 dentes de alho, picados
- 1 xícara de tomates enlatados, sem sal, picados
- 1 colher de azeite

Instruções:

1. Aqueça uma panela com o óleo em fogo médio-alto, adicione as chalotas, mexa e refogue por 5 minutos.
2. Adicione o espinafre, a couve e os outros ingredientes, misture, cozinhe por mais 10 minutos, divida entre os pratos e sirva como acompanhamento.

Nutrição:calorias 89, gordura 3,7, fibra 2,2, carboidratos 12,4, proteína 3,6

Mix de camarão e abacaxi

Tempo de preparo: 10 minutos
Tempo de cozimento: 10 minutos
Porções: 4

Ingredientes:
- 1 colher de azeite
- 1 libra de camarão, descascado e limpo
- 1 xícara de abacaxi, descascado e em cubos
- Suco de 1 limão
- Um punhado de salsa picada

Instruções:
1. Aqueça uma panela com o óleo em fogo médio, adicione os camarões e cozinhe por 3 minutos de cada lado.
2. Adicione o restante dos ingredientes, cozinhe tudo por mais 4 minutos, divida em tigelas e sirva.

Nutrição:calorias 254, gordura 13,3, fibra 6, carboidratos 14,9, proteína 11

Salmão e azeitonas verdes

Tempo de preparo: 10 minutos
Tempo de cozimento: 20 minutos
Porções: 4

Ingredientes:
- 1 cebola amarela, picada
- 1 xícara de azeitonas verdes, sem caroço e cortadas ao meio
- 1 colher de chá de pimenta em pó
- Pimenta preta a gosto
- 2 colheres de azeite
- ¼ xícara de caldo de legumes com baixo teor de sódio
- 4 filés de salmão sem pele e sem osso
- 2 colheres de cebolinha, picada

Instruções:
1. Aqueça uma panela com o azeite em fogo médio-alto, adicione a cebola e refogue por 3 minutos.
2. Adicione o salmão e cozinhe por 5 minutos de cada lado. Adicione o restante dos ingredientes, cozinhe a mistura por mais 5 minutos, divida entre os pratos e sirva.

Nutrição:calorias 221, gordura 12,1, fibra 5,4, carboidratos 8,5, proteína 11,2

Salmão e Funcho

Tempo de preparo: 5 minutos
Tempo de cozimento: 15 minutos
Porções: 4

Ingredientes:
- 4 filés médios de salmão, sem pele e sem osso
- 1 bulbo de erva-doce, picado
- ½ xícara de caldo de legumes com baixo teor de sódio
- 2 colheres de azeite
- Pimenta preta a gosto
- ¼ xícara de caldo de legumes com baixo teor de sódio
- 1 colher de sopa de suco de limão
- 1 colher de sopa de coentro, picado

Instruções:
1. Aqueça uma panela com o óleo em fogo médio, adicione a erva-doce e cozinhe por 3 minutos.
2. Adicione o peixe e doure por 4 minutos de cada lado.
3. Adicione o restante dos ingredientes, cozinhe tudo por mais 4 minutos, divida entre os pratos e sirva.

Nutrição: calorias 252, gordura 9,3, fibra 4,2, carboidratos 12,3, proteína 9

Bacalhau e Espargos

Tempo de preparo: 10 minutos
Tempo de cozimento: 14 minutos
Porções: 4

Ingredientes:
- 1 colher de azeite
- 1 cebola roxa, picada
- 1 libra de filé de bacalhau sem osso
- 1 maço de aspargos, aparados
- Pimenta preta a gosto
- 1 xícara de creme de coco
- 1 colher de cebolinha, picada

Instruções:
1. Aqueça uma panela com o azeite em fogo médio, adicione a cebola e o bacalhau e cozinhe por 3 minutos de cada lado.
2. Adicione o restante dos ingredientes, cozinhe tudo por mais 8 minutos, divida entre os pratos e sirva.

Nutrição:calorias 254, gordura 12,1, fibra 5,4, carboidratos 4,2, proteína 13,5

Camarão Temperado

Tempo de preparo: 5 minutos
Tempo de cozimento: 8 minutos
Porções: 4

Ingredientes:
- 1 colher de chá de alho em pó
- 1 colher de chá de páprica defumada
- 1 colher de chá de cominho, moído
- 1 colher de chá de pimenta da Jamaica, moída
- 2 colheres de azeite
- 2 quilos de camarão, descascado e limpo
- 1 colher de cebolinha, picada

Instruções:
1. Aqueça uma panela com o azeite em fogo médio, acrescente os camarões, o alho em pó e os demais ingredientes, cozinhe por 4 minutos de cada lado, divida em tigelas e sirva.

Nutrição:calorias 212, gordura 9,6, fibra 5,3, carboidratos 12,7, proteína 15,4

Robalo e Tomate

Tempo de preparo: 10 minutos
Tempo de cozimento: 30 minutos
Porções: 4

Ingredientes:
- 2 colheres de azeite
- 2 quilos de filés de robalo, sem pele e sem osso
- Pimenta preta a gosto
- 2 xícaras de tomates cereja, cortados ao meio
- 1 colher de cebolinha, picada
- 1 colher de sopa de raspas de limão, raladas
- ¼ xícara de suco de limão

Instruções:
1. Unte uma assadeira com o azeite e disponha o peixe dentro.
2. Adicione os tomates e os outros ingredientes, introduza a assadeira no forno e asse a 380 graus F por 30 minutos.
3. Divida tudo entre os pratos e sirva.

Nutrição:calorias 272, gordura 6,9, fibra 6,2, carboidratos 18,4, proteína 9

camarão e feijão

Tempo de preparo: 10 minutos
Tempo de cozimento: 12 minutos
Porções: 4

Ingredientes:
- 1 libra de camarão, limpo e descascado
- 1 colher de azeite
- Suco de 1 lima
- 1 xícara de feijão preto enlatado, sem adição de sal, escorrido
- 1 chalota, picada
- 1 colher de orégano, picado
- 2 dentes de alho, picados
- Pimenta preta a gosto

Instruções:
1. Aqueça uma panela com o azeite em fogo médio-alto, adicione a chalota e o alho, mexa e cozinhe por 3 minutos.
2. Adicione os camarões e cozinhe por 2 minutos de cada lado.
3. Adicione o feijão e os demais ingredientes, cozinhe tudo em fogo médio por mais 5 minutos, divida em tigelas e sirva.

Nutrição: calorias 253, gordura 11,6, fibra 6, carboidratos 14,5, proteína 13,5

Mix de Camarão e Manjericão

Tempo de preparo: 5 minutos
Tempo de cozimento: 8 minutos
Porções: 4

Ingredientes:
- 1 libra de camarão, descascado e limpo
- 2 chalotas, picadas
- 1 colher de azeite
- 1 colher de cebolinha, picada
- 2 colheres de chá de rabanete preparado
- ¼ xícara de creme de coco
- Pimenta preta a gosto

Instruções:
4 Aqueça uma panela com o azeite em fogo médio, adicione as chalotas e o rábano, mexa e refogue por 2 minutos.
5 Adicione o camarão e os demais ingredientes, misture, cozinhe por mais 6 minutos, divida entre os pratos e sirva.

Nutrição:calorias 233, gordura 6, fibra 5, carboidratos 11,9, proteína 5,4

Salada de camarão e estragão

Tempo de preparo: 4 minutos
Tempo de cozimento: 0 minutos
Porções: 4

Ingredientes:

- 1 libra de camarão, cozido, descascado e limpo
- 1 colher de sopa de estragão, picado
- 1 colher de sopa de alcaparras, escorridas
- 2 colheres de azeite
- Pimenta preta a gosto
- 2 xícaras de espinafre baby
- 1 colher de vinagre balsâmico
- 1 cebola roxa pequena, fatiada
- 2 colheres de suco de limão

Instruções:
4 Em uma tigela, misture o camarão com o estragão e os demais
  ingredientes, misture e sirva.

Nutrição:calorias 258, gordura 12,4, fibra 6, carboidratos 6,7, proteína 13,3

Mix de Bacalhau com Parmesão

Tempo de preparo: 10 minutos
Tempo de cozimento: 20 minutos
Porções: 4

Ingredientes:
- 4 lombos de bacalhau sem osso
- ½ xícara de queijo parmesão com baixo teor de gordura, ralado
- 3 dentes de alho, picados
- 1 colher de azeite
- 1 colher de sopa de suco de limão
- ½ xícara de cebolinha verde, picada

Instruções:
1. Aqueça uma panela com o azeite em fogo médio, adicione o alho e a cebolinha, misture e refogue por 5 minutos.
2. Adicione o peixe e cozinhe por 4 minutos de cada lado.
3. Adicione o suco de limão, polvilhe o parmesão por cima, cozinhe tudo por mais 2 minutos, divida entre os pratos e sirva.

Nutrição:calorias 275, gordura 22,1, fibra 5, carboidratos 18,2, proteína 12

Mix de tilápia e cebola roxa

Tempo de preparo: 10 minutos
Tempo de cozimento: 15 minutos
Porções: 4

Ingredientes:
- 4 filés de tilápia sem osso
- 2 colheres de azeite
- 1 colher de sopa de suco de limão
- 2 colheres de chá de raspas de limão, raladas
- 2 cebolas roxas, grosseiramente picadas
- 3 colheres de cebolinha, picada

Instruções:
1. Aqueça uma panela com o óleo em fogo médio, adicione a cebola, as raspas de limão e o suco de limão, misture e refogue por 5 minutos.
2. Adicione o peixe e a cebolinha, cozinhe por 5 minutos de cada lado, divida entre os pratos e sirva.

Nutrição:calorias 254, gordura 18,2, fibra 5,4, carboidratos 11,7, proteína 4,5

Salada de Truta

Tempo de preparo: 6 minutos
Tempo de cozimento: 0 minutos
Porções: 4

Ingredientes:

- 4 onças de truta defumada, sem pele, desossada e em cubos
- 1 colher de sopa de suco de limão
- 1/3 xícara de iogurte desnatado
- 2 abacates, descascados, sem caroço e em cubos
- 3 colheres de cebolinha, picada
- Pimenta preta a gosto
- 1 colher de azeite

Instruções:

1. Em uma tigela, misture a truta com os abacates e os outros ingredientes, misture e sirva.

Nutrição:calorias 244, gordura 9,45, fibra 5,6, carboidratos 8,5, proteína 15

Truta Balsâmica

Tempo de preparo: 5 minutos
Tempo de cozimento: 15 minutos
Porções: 4

Ingredientes:
- 3 colheres de vinagre balsâmico
- 2 colheres de azeite
- 4 filés de truta sem osso
- 3 colheres de sopa de salsa, finamente picada
- 2 dentes de alho, picados

Instruções:
1. Aqueça uma panela com o óleo em fogo médio, adicione a truta e cozinhe por 6 minutos de cada lado.
2. Adicione o restante dos ingredientes, cozinhe por mais 3 minutos, divida entre os pratos e sirva com uma salada.

Nutrição:calorias 314, gordura 14,3, fibra 8,2, carboidratos 14,8, proteína 11,2

Salmão Salsa

Tempo de preparo: 5 minutos
Tempo de cozimento: 12 minutos
Porções: 4

Ingredientes:
- 2 cebolinhas, picadas
- 2 colheres de chá de suco de limão
- 1 colher de cebolinha, picadinha
- 1 colher de azeite
- 4 filés de salmão sem osso
- Pimenta preta a gosto
- 2 colheres de salsa, picada

Instruções:
1. Aqueça uma panela com o azeite em fogo médio, adicione a cebolinha, mexa e refogue por 2 minutos.
2. Adicione o salmão e os demais ingredientes, cozinhe por 5 minutos de cada lado, divida entre os pratos e sirva.

Nutrição:calorias 290, gordura 14,4, fibra 5,6, carboidratos 15,6, proteína 9,5

Salada de Truta e Legumes

Tempo de preparo: 5 minutos
Tempo de cozimento: 0 minutos
Porções: 4

Ingredientes:
- 2 colheres de azeite
- ½ xícara de azeitonas kalamata, sem caroço e picadas
- Pimenta preta a gosto
- 1 libra de truta defumada, desossada, sem pele e em cubos
- ½ colher de chá de raspas de limão, raladas
- 1 colher de sopa de suco de limão
- 1 xícara de tomates cereja, cortados ao meio
- ½ cebola roxa, fatiada
- 2 xícaras de rúcula baby

Instruções:
1. Em uma tigela, misture a truta defumada com as azeitonas, a pimenta preta e os outros ingredientes, misture e sirva.

Nutrição:calorias 282, gordura 13,4, fibra 5,3, carboidratos 11,6, proteína 5,6

Salmão Açafrão

Tempo de preparo: 10 minutos
Tempo de cozimento: 12 minutos
Porções: 4

Ingredientes:
- Pimenta preta a gosto
- ½ colher de chá de páprica doce
- 4 filés de salmão sem osso
- 3 colheres de azeite
- 1 cebola amarela, picada
- 2 dentes de alho, picados
- ¼ colher de chá de açafrão em pó

Instruções:
1. Aqueça uma panela com o azeite em fogo médio-alto, adicione a cebola e o alho, misture e refogue por 2 minutos.
2. Adicione o salmão e os demais ingredientes, cozinhe por 5 minutos de cada lado, divida entre os pratos e sirva.

Nutrição:calorias 339, gordura 21,6, fibra 0,7, carboidratos 3,2, proteína 35

Salada de Camarão e Melancia

Tempo de preparo: 10 minutos
Tempo de cozimento: 0 minutos
Porções: 4

Ingredientes:
- ¼ xícara de manjericão, picado
- 2 xícaras de melancia, descascada e em cubos
- 2 colheres de vinagre balsâmico
- 2 colheres de azeite
- 1 libra de camarão, descascado, limpo e cozido
- Pimenta preta a gosto
- 1 colher de sopa de salsa, picada

Instruções:
1. Em uma tigela, misture o camarão com a melancia e os demais ingredientes, misture e sirva.

Nutrição:calorias 220, gordura 9, fibra 0,4, carboidratos 7,6, proteína 26,4

Salada de camarão com orégano e quinoa

Tempo de preparo: 5 minutos
Tempo de cozimento: 8 minutos
Porções: 4

Ingredientes:
- 1 libra de camarão, descascado e limpo
- 1 xícara de quinoa, cozida
- Pimenta preta a gosto
- 1 colher de azeite
- 1 colher de orégano, picado
- 1 cebola roxa, picada
- Suco de 1 limão

Instruções:
1. Aqueça uma panela com o óleo em fogo médio-alto, adicione a cebola, mexa e refogue por 2 minutos.
2. Adicione o camarão, misture e cozinhe por 5 minutos.
3. Adicione o restante dos ingredientes, misture, divida tudo em tigelas e sirva.

Nutrição:calorias 336, gordura 8,2, fibra 4,1, carboidratos 32,3, proteína 32,3

Salada de Caranguejo

Tempo de preparo: 10 minutos
Tempo de cozimento: 0 minutos
Porções: 4

Ingredientes:
- 1 colher de azeite
- 2 xícaras de carne de caranguejo
- Pimenta preta a gosto
- 1 xícara de tomates cereja, cortados ao meio
- 1 chalota, picada
- 1 colher de sopa de suco de limão
- 1/3 xícara de coentro, picado

Instruções:
1. Em uma tigela, misture o caranguejo com os tomates e os demais ingredientes, misture e sirva.

Nutrição:calorias 54, gordura 3,9, fibra 0,6, carboidratos 2,6, proteína 2,3

Vieiras Balsâmicas

Tempo de preparo: 4 minutos
Tempo de cozimento: 6 minutos
Porções: 4

Ingredientes:
- 12 onças de vieiras
- 2 colheres de azeite
- 2 dentes de alho, picados
- 1 colher de vinagre balsâmico
- 1 xícara de cebolinha, fatiada
- 2 colheres de sopa de coentro, picado

Instruções:
1. Aqueça uma panela com o azeite em fogo médio, adicione a cebolinha e o alho e refogue por 2 minutos.
2. Adicione as vieiras e os demais ingredientes, cozinhe por 2 minutos de cada lado, divida entre os pratos e sirva.

Nutrição:calorias 146, gordura 7,7, fibra 0,7, carboidratos 4,4, proteína 14,8

Mistura Cremosa de Linguado

Tempo de preparo: 10 minutos
Tempo de cozimento: 20 minutos
Porções: 4

Ingredientes:
- 2 colheres de azeite
- 1 cebola roxa, picada
- Pimenta preta a gosto
- ½ xícara de caldo de legumes com baixo teor de sódio
- 4 filés de linguado, sem osso
- ½ xícara de creme de coco
- 1 colher de sopa de endro, picado

Instruções:
1. Aqueça uma panela com o azeite em fogo médio, adicione a cebola, mexa e refogue por 5 minutos.
2. Adicione o peixe e cozinhe por 4 minutos de cada lado.
3. Adicione o restante dos ingredientes, cozinhe por mais 7 minutos, divida entre os pratos e sirva.

Nutrição:calorias 232, gordura 12,3, fibra 4, carboidratos 8,7, proteína 12

Mix de salmão picante e manga

Tempo de preparo: 5 minutos
Tempo de cozimento: 0 minutos
Porções: 4

Ingredientes:

- 1 libra de salmão defumado, desossado, sem pele e em lascas
- Pimenta preta a gosto
- 1 cebola roxa, picada
- 1 manga, descascada, sem sementes e picada
- 2 pimentas jalapeño, picadas
- ¼ xícara de salsa, picada
- 3 colheres de suco de limão
- 1 colher de azeite

Instruções:

2. Em uma tigela, misture o salmão com a pimenta preta e os outros ingredientes, misture e sirva.

Nutrição:calorias 323, gordura 14,2, fibra 4, carboidratos 8,5, proteína 20,4

Mistura de Camarão Dill

Tempo de preparo: 5 minutos
Tempo de cozimento: 0 minutos
Porções: 4

Ingredientes:
- 2 colheres de chá de suco de limão
- 1 colher de azeite
- 1 colher de sopa de endro, picado
- 1 libra de camarão, cozido, descascado e limpo
- Pimenta preta a gosto
- 1 xícara de rabanetes, em cubos

Instruções:
1. Em uma tigela, misture os camarões com o suco de limão e os demais ingredientes, misture e sirva.

Nutrição:calorias 292, gordura 13, fibra 4,4, carboidratos 8, proteína 16,4

Patê de Salmão

Tempo de preparo: 4 minutos
Tempo de cozimento: 0 minutos
Porções: 6

Ingredientes:
- 6 onças de salmão defumado, desossado, sem pele e desfiado
- 2 colheres de sopa de iogurte desnatado
- 3 colheres de chá de suco de limão
- 2 cebolinhas, picadas
- 8 onças de queijo creme com baixo teor de gordura
- ¼ xícara de coentro, picado

Instruções:
1. Em uma tigela, misture o salmão com o iogurte e os demais ingredientes, bata e sirva frio.

Nutrição:calorias 272, gordura 15,2, fibra 4,3, carboidratos 16,8, proteína 9,9

Camarão com Alcachofras

Tempo de preparo: 4 minutos
Tempo de cozimento: 8 minutos
Porções: 4

Ingredientes:
- 2 cebolinhas verdes, picadas
- 1 xícara de alcachofras enlatadas, sem sal, escorridas e cortadas em quatro
- 2 colheres de sopa de coentro, picado
- 1 libra de camarão, descascado e limpo
- 1 xícara de tomate cereja, em cubos
- 1 colher de azeite
- 1 colher de vinagre balsâmico
- Uma pitada de sal e pimenta preta

Instruções:
1. Aqueça uma panela com o óleo em fogo médio, adicione as cebolas e as alcachofras, misture e cozinhe por 2 minutos.
2. Adicione o camarão, misture e cozinhe em fogo médio por 6 minutos.
3. Divida tudo em tigelas e sirva.

Nutrição:calorias 260, gordura 8,23, fibra 3,8, carboidratos 14,3, proteína 12,4

Camarão com molho de limão

Tempo de preparo: 5 minutos
Tempo de cozimento: 8 minutos
Porções: 4

Ingredientes:
- 1 libra de camarão, descascado e limpo
- 2 colheres de azeite
- Raspas de 1 limão, raladas
- Suco de ½ limão
- 1 colher de cebolinha, picada

Instruções:
1. Aqueça uma panela com o óleo em fogo médio-alto, adicione as raspas de limão, o suco de limão e o coentro, misture e cozinhe por 2 minutos.
2. Adicione os camarões, cozinhe tudo por mais 6 minutos, divida entre os pratos e sirva.

Nutrição:calorias 195, gordura 8,9, fibra 0, carboidratos 1,8, proteína 25,9

Mistura de atum e laranja

Tempo de preparo: 5 minutos
Tempo de cozimento: 12 minutos
Porções: 4

Ingredientes:
- 4 filés de atum sem osso
- Pimenta preta a gosto
- 2 colheres de azeite
- 2 chalotas, picadas
- 3 colheres de suco de laranja
- 1 laranja, descascada e cortada em gomos
- 1 colher de orégano, picado

Instruções:
1. Aqueça uma panela com o azeite em fogo médio-alto, adicione as chalotas, mexa e refogue por 2 minutos.
2. Adicione o atum e os demais ingredientes, cozinhe tudo por mais 10 minutos, divida entre os pratos e sirva.

Nutrição:calorias 457, gordura 38,2, fibra 1,6, carboidratos 8,2, proteína 21,8

Curry de Salmão

Tempo de preparo: 10 minutos
Tempo de cozimento: 20 minutos
Porções: 4

Ingredientes:
- 1 libra de filé de salmão, desossado e em cubos
- 3 colheres de sopa de pasta de curry vermelho
- 1 cebola roxa, picada
- 1 colher de chá de páprica doce
- 1 xícara de creme de coco
- 1 colher de azeite
- Pimenta preta a gosto
- ½ xícara de caldo de galinha com baixo teor de sódio
- 3 colheres de manjericão, picado

Instruções:
1. Aqueça uma panela com o óleo em fogo médio-alto, adicione a cebola, a páprica e a pasta de curry, misture e cozinhe por 5 minutos.
2. Adicione o salmão e os outros ingredientes, misture delicadamente, cozinhe em fogo médio por 15 minutos, divida em tigelas e sirva.

Nutrição:calorias 377, gordura 28,3, fibra 2,1, carboidratos 8,5, proteína 23,9

Mix de salmão e cenoura

Tempo de preparo: 10 minutos
Tempo de cozimento: 15 minutos
Porções: 4

Ingredientes:
- 4 filés de salmão sem osso
- 1 cebola roxa, picada
- 2 cenouras, fatiadas
- 2 colheres de azeite
- 2 colheres de vinagre balsâmico
- Pimenta preta a gosto
- 2 colheres de cebolinha, picada
- ¼ xícara de caldo de legumes com baixo teor de sódio

Instruções:
1. Aqueça uma panela com o azeite em fogo médio, adicione a cebola e as cenouras, misture e refogue por 5 minutos.
2. Acrescente o salmão e os demais ingredientes, cozinhe tudo por mais 10 minutos, divida entre os pratos e sirva.

Nutrição:calorias 322, gordura 18, fibra 1,4, carboidratos 6, proteína 35,2

Mix de Camarão e Pinhões

Tempo de preparo: 10 minutos
Tempo de cozimento: 10 minutos
Porções: 4

Ingredientes:

- 1 libra de camarão, descascado e limpo
- 2 colheres de pinhão
- 1 colher de sopa de suco de limão
- 2 colheres de azeite
- 3 dentes de alho, picados
- Pimenta preta a gosto
- 1 colher de sopa de tomilho, picado
- 2 colheres de cebolinha, bem picada

Instruções:

1. Aqueça uma panela com o óleo em fogo médio-alto, adicione o alho, o tomilho, os pinhões e o suco de limão, misture e cozinhe por 3 minutos.
2. Adicione os camarões, a pimenta-do-reino e a cebolinha, misture, cozinhe por mais 7 minutos, divida entre os pratos e sirva.

Nutrição: calorias 290, gordura 13, fibra 4,5, carboidratos 13,9, proteína 10

Bacalhau e feijão verde

Tempo de preparo: 10 minutos
Tempo de cozimento: 14 minutos
Porções: 4

Ingredientes:
- 4 lombos de bacalhau sem osso
- ½ libra de feijão verde, aparado e cortado ao meio
- 1 colher de sopa de suco de limão
- 1 colher de sopa de raspas de lima, ralada
- 1 cebola amarela, picada
- 2 colheres de azeite
- 1 colher de chá de cominho, moído
- 1 colher de chá de pimenta em pó
- ½ xícara de caldo de legumes com baixo teor de sódio
- Uma pitada de sal e pimenta preta

Instruções:
1. Aqueça uma panela com o óleo em fogo médio-alto, adicione a cebola, misture e cozinhe por 2 minutos.
2. Adicione o peixe e cozinhe por 3 minutos de cada lado.
3. Adicione o feijão verde e o restante dos ingredientes, misture delicadamente, cozinhe por mais 7 minutos, divida entre os pratos e sirva.

Nutrição:calorias 220, gordura 13, carboidratos 14,3, fibra 2,3, proteína 12

Vieiras de Alho

Tempo de preparo: 5 minutos
Tempo de cozimento: 8 minutos
Porções: 4

Ingredientes:
- 12 vieiras
- 1 cebola roxa, fatiada
- 2 colheres de azeite
- ½ colher de chá de alho, picado
- 2 colheres de suco de limão
- Pimenta preta a gosto
- 1 colher de chá de vinagre balsâmico

Instruções:
1. Aqueça uma panela com o azeite em fogo médio, adicione a cebola e o alho e refogue por 2 minutos.
2. Adicione as vieiras e os outros ingredientes, cozinhe em fogo médio por mais 6 minutos, divida entre os pratos e sirva quente.

Nutrição:calorias 259, gordura 8, fibra 3, carboidratos 5,7, proteína 7

Mistura Cremosa de Robalo

Tempo de preparo: 10 minutos
Tempo de cozimento: 14 minutos
Porções: 4

Ingredientes:
- 4 filés de robalo sem osso
- 1 xícara de creme de coco
- 1 cebola amarela, picada
- 1 colher de sopa de suco de limão
- 2 colheres de óleo de abacate
- 1 colher de sopa de salsa, picada
- Uma pitada de pimenta preta

Instruções:
1. Aqueça uma panela com o óleo em fogo médio, adicione a cebola, misture e refogue por 2 minutos.
2. Adicione o peixe e cozinhe por 4 minutos de cada lado.
3. Adicione o restante dos ingredientes, cozinhe tudo por mais 4 minutos, divida entre os pratos e sirva.

Nutrição:calorias 283, gordura 12,3, fibra 5, carboidratos 12,5, proteína 8

Mistura de Robalo e Cogumelos

Tempo de preparo: 10 minutos
Tempo de cozimento: 13 minutos
Porções: 4

Ingredientes:
- 4 filés de robalo sem osso
- 2 colheres de azeite
- Pimenta preta a gosto
- ½ xícara de cogumelos brancos, fatiados
- 1 cebola roxa, picada
- 2 colheres de vinagre balsâmico
- 3 colheres de sopa de coentro, picado

Instruções:
1. Aqueça uma panela com o azeite em fogo médio-alto, adicione a cebola e os cogumelos, mexa e cozinhe por 5 minutos.
2. Adicione o peixe e os demais ingredientes, cozinhe por 4 minutos de cada lado, divida tudo entre os pratos e sirva.

Nutrição:calorias 280, gordura 12,3, fibra 8, carboidratos 13,6, proteína 14,3

Sopa de Salmão

Tempo de preparo: 5 minutos
Tempo de cozimento: 20 minutos
Porções: 4

Ingredientes:
- 1 libra de filé de salmão, desossado, sem pele e em cubos
- 1 xícara de cebola amarela, picada
- 2 colheres de azeite
- Pimenta preta a gosto
- 2 xícaras de caldo de legumes com baixo teor de sódio
- 1 e ½ xícaras de tomates picados
- 1 colher de manjericão, picado

Instruções:
1. Aqueça uma panela com o azeite em fogo médio, adicione a cebola, mexa e refogue por 5 minutos.
2. Adicione o salmão e os outros ingredientes, deixe ferver e cozinhe em fogo médio por 15 minutos.
3. Divida a sopa em tigelas e sirva.

Nutrição:calorias 250, gordura 12,2, fibra 5, carboidratos 8,5, proteína 7

Camarão Noz-moscada

Tempo de preparo: 3 minutos
Tempo de cozimento: 6 minutos
Porções: 4

Ingredientes:
- 1 libra de camarão, descascado e limpo
- 2 colheres de azeite
- 1 colher de sopa de suco de limão
- 1 colher de sopa de noz-moscada, moída
- Pimenta preta a gosto
- 1 colher de sopa de coentro, picado

Instruções:
1. Aqueça uma panela com o óleo em fogo médio, adicione os camarões, o suco de limão e os demais ingredientes, misture, cozinhe por 6 minutos, divida em tigelas e sirva.

Nutrição:calorias 205, gordura 9,6, fibra 0,4, carboidratos 2,7, proteína 26

Mix de Camarão e Frutas

Tempo de preparo: 4 minutos
Tempo de cozimento: 6 minutos
Porções: 4

Ingredientes:
- 1 libra de camarão, descascado e limpo
- ½ xícara de tomate, em cubos
- 2 colheres de azeite
- 1 colher de vinagre balsâmico
- ½ xícara de morangos picados
- Pimenta preta a gosto

Instruções:
1. Aqueça uma panela com o óleo em fogo médio, adicione os camarões, misture e cozinhe por 3 minutos.
2. Adicione o restante dos ingredientes, misture, cozinhe por mais 3-4 minutos, divida em tigelas e sirva.

Nutrição:calorias 205, gordura 9, fibra 0,6, carboidratos 4, proteína 26,2

Truta assada com limão

Tempo de preparo: 10 minutos
Tempo de cozimento: 30 minutos
Porções: 4

Ingredientes:
- 4 trutas
- 1 colher de sopa de raspas de limão, raladas
- 2 colheres de azeite
- 2 colheres de suco de limão
- Uma pitada de pimenta preta
- 2 colheres de sopa de coentro, picado

Instruções:
1. Em uma assadeira, misture o peixe com as raspas de limão e os demais ingredientes e esfregue.
2. Asse a 370 graus F por 30 minutos, divida entre os pratos e sirva.

Nutrição:calorias 264, gordura 12,3, fibra 5, carboidratos 7, proteína 11

Vieiras de Cebolinha

Tempo de preparo: 3 minutos
Tempo de cozimento: 4 minutos
Porções: 4

Ingredientes:
- 12 vieiras
- 2 colheres de azeite
- Pimenta preta a gosto
- 2 colheres de cebolinha, picada
- 1 colher de sopa de páprica doce

Instruções:
1. Aqueça uma panela com o óleo em fogo médio, adicione as vieiras, a páprica e os demais ingredientes e cozinhe por 2 minutos de cada lado.
2. Divida entre os pratos e sirva com uma salada de acompanhamento.

Nutrição:calorias 215, gordura 6, fibra 5, carboidratos 4,5, proteína 11

Almôndegas de atum

Tempo de preparo: 10 minutos
Tempo de cozimento: 30 minutos
Porções: 4

Ingredientes:
- 2 colheres de azeite
- 1 libra de atum, sem pele, sem osso e picado
- 1 cebola amarela, picada
- ¼ xícara de cebolinha, picada
- 1 ovo, batido
- 1 colher de farinha de coco
- Uma pitada de sal e pimenta preta

Instruções:
1. Em uma tigela, misture o atum com a cebola e os demais ingredientes, exceto o óleo, mexa bem e molde almôndegas médias com essa mistura.
2. Disponha as almôndegas em uma assadeira, unte-as com óleo, introduza no forno a 350 graus F, cozinhe por 30 minutos, divida entre os pratos e sirva.

Nutrição:calorias 291, gordura 14,3, fibra 5, carboidratos 12,4, proteína 11

Panela de Salmão

Tempo de preparo: 10 minutos
Tempo de cozimento: 12 minutos
Porções: 4

Ingredientes:

- 4 filés de salmão, desossados e cortados em cubos grosseiramente
- 2 colheres de azeite
- 1 pimentão vermelho, cortado em tiras
- 1 abobrinha, em cubos grossos
- 1 berinjela, em cubos grossos
- 1 colher de sopa de suco de limão
- 1 colher de sopa de endro, picado
- ¼ xícara de caldo de legumes com baixo teor de sódio
- 1 colher de chá de alho em pó
- Uma pitada de pimenta preta

Instruções:

1. Aqueça uma panela com óleo em fogo médio-alto, adicione o pimentão, a abobrinha e a berinjela, misture e refogue por 3 minutos.
2. Adicione o salmão e os demais ingredientes, misture delicadamente, cozinhe tudo por mais 9 minutos, divida entre os pratos e sirva.

Nutrição:calorias 348, gordura 18,4, fibra 5,3, carboidratos 11,9, proteína 36,9

Mix de Bacalhau com Mostarda

Tempo de preparo: 10 minutos
Tempo de cozimento: 25 minutos
Porções: 4

Ingredientes:
- 4 lombos de bacalhau, sem pele e sem osso
- Uma pitada de pimenta preta
- 1 colher de chá de gengibre, ralado
- 1 colher de mostarda
- 2 colheres de azeite
- 1 colher de chá de tomilho, seco
- ¼ colher de chá de cominho, moído
- 1 colher de chá de açafrão em pó
- ¼ xícara de coentro, picado
- 1 xícara de caldo de legumes com baixo teor de sódio
- 3 dentes de alho, picados

Instruções:
1. Em uma assadeira, misture o bacalhau com a pimenta preta, gengibre e os demais ingredientes, misture delicadamente e leve ao forno a 380 graus F por 25 minutos.
2. Divida a mistura entre os pratos e sirva.

Nutrição:calorias 176, gordura 9, fibra 1, carboidratos 3,7, proteína 21,2

Mix de camarão e aspargos

Tempo de preparo: 10 minutos
Tempo de cozimento: 14 minutos
Porções: 4

Ingredientes:

- 1 maço de aspargos cortados ao meio
- 1 libra de camarão, descascado e limpo
- Pimenta preta a gosto
- 2 colheres de azeite
- 1 cebola roxa, picada
- 2 dentes de alho, picados
- 1 xícara de creme de coco

Instruções:

1. Aqueça uma panela com o azeite em fogo médio, adicione a cebola, o alho e os aspargos, misture e cozinhe por 4 minutos.
2. Adicione o camarão e os outros ingredientes, misture, cozinhe em fogo médio por 10 minutos, divida tudo em tigelas e sirva.

Nutrição:calorias 225, gordura 6, fibra 3,4, carboidratos 8,6, proteína 8

Bacalhau e Ervilhas

Tempo de preparo: 10 minutos
Tempo de cozimento: 20 minutos
Porções: 4

Ingredientes:
- 1 cebola amarela, picada
- 2 colheres de azeite
- ½ xícara de caldo de galinha com baixo teor de sódio
- 4 lombos de bacalhau, sem osso, sem pele
- Pimenta preta a gosto
- 1 xícara de ervilhas

Instruções:
1. Aqueça uma panela com o azeite em fogo médio, adicione a cebola, mexa e refogue por 4 minutos.
2. Adicione o peixe e cozinhe por 3 minutos de cada lado.
3. Adicione as ervilhas e os demais ingredientes, cozinhe tudo por mais 10 minutos, divida entre os pratos e sirva.

Nutrição:calorias 240, gordura 8,4, fibra 2,7, carboidratos 7,6, proteína 14

Tigelas de camarão e mexilhões

Tempo de preparo: 5 minutos
Tempo de cozimento: 12 minutos
Porções: 4

Ingredientes:
- 1 libra de mexilhões, lavados
- ½ xícara de caldo de galinha com baixo teor de sódio
- 1 libra de camarão, descascado e limpo
- 2 chalotas, picadas
- 1 xícara de tomate cereja, em cubos
- 2 dentes de alho, picados
- 1 colher de azeite
- Suco de 1 limão

Instruções:
1. Aqueça uma panela com o azeite em fogo médio, adicione a cebola e o alho e refogue por 2 minutos.
2. Acrescente os camarões, os mexilhões e os demais ingredientes, cozinhe tudo em fogo médio por 10 minutos, divida em tigelas e sirva.

Nutrição:calorias 240, gordura 4,9, fibra 2,4, carboidratos 11,6, proteína 8

Receitas de sobremesas da dieta Dash

Creme de Menta

Tempo de preparação:2 horas e 4 minutos

Tempo de cozimento: 0 minutos
Porções: 4

Ingredientes:
- 4 xícaras de iogurte desnatado
- 1 xícara de creme de coco
- 3 colheres de estévia
- 2 colheres de chá de raspas de limão, raladas
- 1 colher de sopa de hortelã, picada

Instruções:
1. No liquidificador, bata o creme de leite com o iogurte e os demais ingredientes, pulse bem, divida em copos e leve à geladeira por 2 horas antes de servir.

Nutrição:calorias 512, gordura 14,3, fibra 1,5, carboidratos 83,6, proteína 12,1

Pudim de framboesas

Tempo de preparo: 10 minutos
Tempo de cozimento: 24 minutos
Porções: 4

Ingredientes:
- 1 xícara de framboesas
- 2 colheres de chá de açúcar de coco
- 3 ovos batidos
- 1 colher de óleo de abacate
- ½ xícara de leite de amêndoas
- ½ xícara de farinha de coco
- ¼ xícara de iogurte desnatado

Instruções:
1. Em uma tigela, misture as framboesas com o açúcar e os outros ingredientes, exceto o spray de cozinha, e bata bem.
2. Unte uma forma de pudim com o spray de cozinha, adicione a mistura de framboesas, espalhe, leve ao forno a 400 graus F por 24 minutos, divida entre os pratos de sobremesa e sirva.

Nutrição: calorias 215, gordura 11,3, fibra 3,4, carboidratos 21,3, proteína 6,7

Barras de Amêndoas

Tempo de preparo: 10 minutos
Tempo de cozimento: 30 minutos
Porções: 4

Ingredientes:
- 1 xícara de amêndoas, trituradas
- 2 ovos, batidos
- ½ xícara de leite de amêndoas
- 1 colher de chá de extrato de baunilha
- 2/3 xícara de açúcar de coco
- 2 xícaras de farinha integral
- 1 colher de chá de fermento em pó
- Spray para cozinhar

Instruções:
1. Em uma tigela, misture as amêndoas com os ovos e os outros ingredientes, exceto o spray de cozinha e mexa bem.
2. Despeje em uma forma quadrada untada com spray de cozinha, espalhe bem, leve ao forno por 30 minutos, deixe esfriar, corte em barras e sirva.

Nutrição:calorias 463, gordura 22,5, fibra 11, carboidratos 54,4, proteína 16,9

Mistura de pêssegos assados

Tempo de preparo: 10 minutos
Tempo de cozimento: 30 minutos
Porções: 4

Ingredientes:
- 4 pêssegos, caroços removidos e cortados ao meio
- 1 colher de açúcar de coco
- 1 colher de chá de extrato de baunilha
- ¼ colher de chá de canela em pó
- 1 colher de óleo de abacate

Instruções:
1. Em uma assadeira, misture os pêssegos com o açúcar e os outros ingredientes, leve ao forno a 375 graus F por 30 minutos, esfrie e sirva.

Nutrição:calorias 91, gordura 0,8, fibra 2,5, carboidrato 19,2, proteína 1,7

bolo de nozes

Tempo de preparo: 10 minutos
Tempo de cozimento: 25 minutos
Porções: 8

Ingredientes:
- 3 xícaras de farinha de amêndoas
- 1 xícara de açúcar de coco
- 1 colher de extrato de baunilha
- ½ xícara de nozes, picadas
- 2 colheres de chá de bicarbonato de sódio
- 2 xícaras de leite de coco
- ½ xícara de óleo de coco, derretido

Instruções:
1. Em uma tigela, misture a farinha de amêndoa com o açúcar e os outros ingredientes, bata bem, despeje em uma forma de bolo, espalhe, introduza no forno a 370 graus F, asse por 25 minutos.
2. Deixe o bolo esfriar, fatie e sirva.

Nutrição:calorias 445, gordura 10, fibra 6,5, carboidratos 31,4, proteína 23,5

Bolo de maçã

Tempo de preparo: 10 minutos
Tempo de cozimento: 30 minutos
Porções: 4

Ingredientes:
- 2 xícaras de farinha de amêndoas
- 1 colher de chá de bicarbonato de sódio
- 1 colher de chá de fermento em pó
- ½ colher de chá de canela em pó
- 2 colheres de açúcar de coco
- 1 xícara de leite de amêndoa
- 2 maçãs verdes, sem caroço, descascadas e picadas
- Spray para cozinhar

Instruções:
1. Em uma tigela, misture a farinha com o bicarbonato de sódio, as maçãs e os outros ingredientes, exceto o spray de cozinha, e bata bem.
2. Despeje isso em uma forma de bolo untada com o spray de cozinha, espalhe bem, introduza no forno e asse a 360 graus F por 30 minutos.
3. Resfrie o bolo, fatie e sirva.

Nutrição:calorias 332, gordura 22,4, fibra 91,6, carboidratos 22,2, proteína 12,3

Creme de Canela

Tempo de preparo: 2 horas
Tempo de cozimento: 10 minutos
Porções: 4

Ingredientes:
- 1 xícara de leite de amêndoa sem gordura
- 1 xícara de creme de coco
- 2 xícaras de açúcar de coco
- 2 colheres de canela em pó
- 1 colher de chá de extrato de baunilha

Instruções:
1. Aqueça uma panela com o leite de amêndoas em fogo médio, adicione o restante dos ingredientes, bata e cozinhe por mais 10 minutos.
2. Divida a mistura em tigelas, deixe esfriar e leve à geladeira por 2 horas antes de servir.

Nutrição:calorias 254, gordura 7,5, fibra 5, carboidratos 16,4, proteína 9,5

Mistura Cremosa de Morangos

Tempo de preparo: 10 minutos
Tempo de cozimento: 0 minutos
Porções: 4

Ingredientes:
- 1 colher de chá de extrato de baunilha
- 2 xícaras de morangos picados
- 1 colher de chá de açúcar de coco
- 8 onças de iogurte desnatado

Instruções:
1. Em uma tigela, misture os morangos com a baunilha e os outros ingredientes, misture e sirva frio.

Nutrição:calorias 343, gordura 13,4, fibra 6, carboidrato 15,43, proteína 5,5

Brownies de baunilha

Tempo de preparo: 10 minutos
Tempo de cozimento: 25 minutos
Porções: 8

Ingredientes:
- 1 xícara de nozes pecan, picadas
- 3 colheres de açúcar de coco
- 2 colheres de cacau em pó
- 3 ovos batidos
- ¼ xícara de óleo de coco, derretido
- ½ colher de chá de fermento em pó
- 2 colheres de chá de extrato de baunilha
- Spray para cozinhar

Instruções:
1. Em seu processador de alimentos, misture as nozes com o açúcar de coco e os outros ingredientes, exceto o spray de cozinha e pulse bem.
2. Unte uma forma quadrada com spray de cozinha, adicione a mistura de brownies, espalhe, introduza no forno, asse a 350 graus F por 25 minutos, deixe esfriar, fatie e sirva.

Nutrição:calorias 370, gordura 14,3, fibra 3, carboidratos 14,4, proteína 5,6

Bolo de morangos

Tempo de preparo: 10 minutos
Tempo de cozimento: 25 minutos
Porções: 6

Ingredientes:
- 2 xícaras de farinha de trigo integral
- 1 xícara de morangos, picados
- ½ colher de chá de bicarbonato de sódio
- ½ xícara de açúcar de coco
- ¾ xícara de leite de coco
- ¼ xícara de óleo de coco, derretido
- 2 ovos, batidos
- 1 colher de chá de extrato de baunilha
- Spray para cozinhar

Instruções:
1. Em uma tigela, misture a farinha com os morangos e os outros ingredientes, exceto o spray de coque e misture bem.
2. Unte uma forma de bolo com spray de cozinha, despeje a mistura de bolo, espalhe, asse no forno a 350 graus F por 25 minutos, esfrie, corte e sirva.

Nutrição:calorias 465, gordura 22,1, fibra 4, carboidratos 18,3, proteína 13,4

Pudim de Cacau

Tempo de preparo: 10 minutos
Tempo de cozimento: 10 minutos
Porções: 4

Ingredientes:
- 2 colheres de açúcar de coco
- 3 colheres de farinha de coco
- 2 colheres de cacau em pó
- 2 xícaras de leite de amêndoa
- 2 ovos, batidos
- ½ colher de chá de extrato de baunilha

Instruções:
1. Coloque o leite em uma panela, adicione o cacau e os outros ingredientes, bata, cozinhe em fogo médio por 10 minutos, despeje em xícaras pequenas e sirva frio.

Nutrição:calorias 385, gordura 31,7, fibra 5,7, carboidratos 21,6, proteína 7,3

Creme de Noz-moscada Baunilha

Tempo de preparo: 10 minutos
Tempo de cozimento: 0 minutos
Porções: 6

Ingredientes:
- 3 xícaras de leite desnatado
- 1 colher de chá de noz-moscada, moída
- 2 colheres de chá de extrato de baunilha
- 4 colheres de chá de açúcar de coco
- 1 xícara de nozes, picadas

Instruções:
1. Em uma tigela, misture o leite com a noz-moscada e os demais ingredientes, misture bem, divida em xícaras pequenas e sirva frio.

Nutrição:calorias 243, gordura 12,4, fibra 1,5, carboidratos 21,1, proteína 9,7

Creme de Abacate

Tempo de preparação:1 hora e 10 minutos

Tempo de cozimento: 0 minutos
Porções: 4

Ingredientes:
- 2 xícaras de creme de coco
- 2 abacates, descascados, sem caroço e amassados
- 2 colheres de açúcar de coco
- 1 colher de chá de extrato de baunilha

Instruções:
1. No liquidificador, bata o creme com o abacate e os demais ingredientes, pulse bem, divida em xícaras e leve à geladeira por 1 hora antes de servir.

Nutrição:calorias 532, gordura 48,2, fibra 9,4, carboidratos 24,9, proteína 5,2

Creme de Framboesa

Tempo de preparo: 10 minutos
Tempo de cozimento: 25 minutos
Porções: 4

Ingredientes:
- 2 colheres de farinha de amêndoa
- 1 xícara de creme de coco
- 3 xícaras de framboesas
- 1 xícara de açúcar de coco
- 8 onças de queijo creme com baixo teor de gordura

Instruções:
1. Em uma tigela, a farinha com o creme e os outros ingredientes, bata, transfira para uma panela redonda, cozinhe a 360 graus F por 25 minutos, divida em tigelas e sirva.

Nutrição:calorias 429, gordura 36,3, fibra 7,7, carboidratos 21,3, proteína 7,8

Salada de Melancia

Tempo de preparo: 4 minutos
Tempo de cozimento: 0 minutos
Porções: 4

Ingredientes:
- 1 xícara de melancia, descascada e em cubos
- 2 maçãs, sem caroço e em cubos
- 1 colher de creme de coco
- 2 bananas, cortadas em pedaços

Instruções:
1. Em uma tigela, misture a melancia com as maçãs e os demais ingredientes, misture e sirva.

Nutrição:calorias 131, gordura 1,3, fibra 4,5, carboidratos 31,9, proteína 1,3

Mistura de pêra de coco

Tempo de preparo: 10 minutos
Tempo de cozimento: 10 minutos
Porções: 4

Ingredientes:
- 2 colheres de chá de suco de limão
- ½ xícara de creme de coco
- ½ xícara de coco ralado
- 4 peras, sem caroço e em cubos
- 4 colheres de açúcar de coco

Instruções:
1. Em uma panela, misture as peras com o suco de limão e os demais ingredientes, mexa, leve ao fogo médio e cozinhe por 10 minutos.
2. Divida em taças e sirva frio.

Nutrição:calorias 320, gordura 7,8, fibra 3, carboidratos 6,4, proteína 4,7

Compota de Maçãs

Tempo de preparo: 10 minutos
Tempo de cozimento: 15 minutos
Porções: 4

Ingredientes:

- 5 colheres de açúcar de coco
- 2 xícaras de suco de laranja
- 4 maçãs, sem caroço e em cubos

Instruções:

1. Em uma panela, misture as maçãs com o açúcar e o suco de laranja, misture, leve ao fogo médio, cozinhe por 15 minutos, divida em tigelas e sirva frio.

Nutrição:calorias 220, gordura 5,2, fibra 3, carboidratos 5,6, proteína 5,6

Ensopado de Damasco

Tempo de preparo: 10 minutos
Tempo de cozimento: 15 minutos
Porções: 4

Ingredientes:
- 2 xícaras de damascos, cortados ao meio
- 2 xícaras de água
- 2 colheres de açúcar de coco
- 2 colheres de suco de limão

Instruções:
1. Em uma panela, misture os damascos com a água e os demais ingredientes, misture, cozinhe em fogo médio por 15 minutos, divida em tigelas e sirva.

Nutrição:calorias 260, gordura 6,2, fibra 4,2, carboidratos 5,6, proteína 6

Mistura de melão de limão

Tempo de preparo: 10 minutos
Tempo de cozimento: 10 minutos
Porções: 4

Ingredientes:

- 2 xícaras de melão descascado e picado grosseiramente
- 4 colheres de açúcar de coco
- 2 colheres de chá de extrato de baunilha
- 2 colheres de chá de suco de limão

Instruções:

1. Em uma panela pequena, misture o melão com o açúcar e os outros ingredientes, misture, aqueça em fogo médio, cozinhe por cerca de 10 minutos, divida em tigelas e sirva frio.

Nutrição:calorias 140, gordura 4, fibra 3,4, carboidratos 6,7, proteína 5

Creme cremoso de ruibarbo

Tempo de preparo: 10 minutos
Tempo de cozimento: 14 minutos
Porções: 4

Ingredientes:
- 1/3 xícara de queijo creme com baixo teor de gordura
- ½ xícara de creme de coco
- 2 quilos de ruibarbo, picado grosseiramente
- 3 colheres de açúcar de coco

Instruções:
1. No liquidificador, bata o cream cheese com o creme de leite e os demais ingredientes e bata bem.
2. Divida em xícaras pequenas, introduza no forno e asse a 350 graus F por 14 minutos.
3. Sirva frio.

Nutrição:calorias 360, gordura 14,3, fibra 4,4, carboidratos 5,8, proteína 5,2

Tigelas de Abacaxi

Tempo de preparo: 10 minutos
Tempo de cozimento: 0 minutos
Porções: 4

Ingredientes:

- 3 xícaras de abacaxi, descascado e em cubos
- 1 colher de chá de sementes de chia
- 1 xícara de creme de coco
- 1 colher de chá de extrato de baunilha
- 1 colher de sopa de hortelã, picada

Instruções:

1. Em uma tigela, misture o abacaxi com o creme e os demais ingredientes, misture, divida em tigelas menores e leve à geladeira por 10 minutos antes de servir.

Nutrição:calorias 238, gordura 16,6, fibra 5,6, carboidratos 22,8, proteína 3,3

Ensopado de Mirtilo

Tempo de preparo: 10 minutos
Tempo de cozimento: 10 minutos
Porções: 4

Ingredientes:
- 2 colheres de suco de limão
- 1 xícara de água
- 3 colheres de açúcar de coco
- 12 onças de mirtilos

Instruções:
1. Em uma panela, misture os mirtilos com o açúcar e os demais ingredientes, leve ao fogo brando e cozinhe em fogo médio por 10 minutos.
2. Divida em taças e sirva.

Nutrição:calorias 122, gordura 0,4, fibra 2,1, carboidratos 26,7, proteína 1,5

Pudim de Limão

Tempo de preparo: 10 minutos
Tempo de cozimento: 15 minutos
Porções: 4

Ingredientes:
- 2 xícaras de creme de coco
- Suco de 1 lima
- Raspa de 1 lima, ralada
- 3 colheres de sopa de óleo de coco, derretido
- 1 ovo, batido
- 1 colher de chá de fermento em pó

Instruções:
1. Em uma tigela, misture o creme de leite com o suco de limão e os outros ingredientes e misture bem.
2. Divida em pequenos ramequins, introduza no forno e asse a 360 graus F por 15 minutos.
3. Sirva o pudim frio.

Nutrição:calorias 385, gordura 39,9, fibra 2,7, carboidratos 8,2, proteína 4,2

Creme de Pêssego

Tempo de preparo: 10 minutos
Tempo de cozimento: 0 minutos
Porções: 4

Ingredientes:
- 3 xícaras de creme de coco
- 2 pêssegos, caroços removidos e picados
- 1 colher de chá de extrato de baunilha
- ½ xícara de amêndoas, picadas

Instruções:
1. Em um liquidificador, misture o creme de leite e os demais ingredientes, pulse bem, divida em tigelas pequenas e sirva frio.

Nutrição:calorias 261, gordura 13, fibra 5,6, carboidratos 7, proteína 5,4

Mistura de canela e ameixa

Tempo de preparo: 10 minutos
Tempo de cozimento: 15 minutos
Porções: 4

Ingredientes:

- 1 libra de ameixas, pedras removidas e cortadas ao meio
- 2 colheres de açúcar de coco
- ½ colher de chá de canela em pó
- 1 xícara de água

Instruções:

1. Em uma panela, misture as ameixas com o açúcar e os demais ingredientes, leve ao fogo brando e cozinhe em fogo médio por 15 minutos.
2. Divida em taças e sirva frio.

Nutrição:calorias 142, gordura 4, fibra 2,4, carboidratos 14, proteína 7

Maçã Chia e Baunilha

Tempo de preparo: 10 minutos
Tempo de cozimento: 10 minutos
Porções: 4

Ingredientes:
- 2 xícaras de maçãs sem caroço e cortadas em gomos
- 2 colheres de sopa de sementes de chia
- 1 colher de chá de extrato de baunilha
- 2 xícaras de suco de maçã naturalmente sem açúcar

Instruções:
1. Em uma panela pequena, misture as maçãs com as sementes de chia e os demais ingredientes, misture, cozinhe em fogo médio por 10 minutos, divida em tigelas e sirva frio.

Nutrição:calorias 172, gordura 5,6, fibra 3,5, carboidratos 10, proteína 4,4

Pudim de Arroz e Pera

Tempo de preparo: 10 minutos
Tempo de cozimento: 25 minutos
Porções: 4

Ingredientes:
- 6 xícaras de água
- 1 xícara de açúcar de coco
- 2 xícaras de arroz preto
- 2 peras, sem caroço e em cubos
- 2 colheres de chá de canela em pó

Instruções:
1. Coloque a água em uma panela, aqueça em fogo médio-alto, adicione o arroz, o açúcar e os demais ingredientes, mexa, deixe ferver, reduza o fogo para médio e cozinhe por 25 minutos.
2. Divida em taças e sirva frio.

Nutrição:calorias 290, gordura 13,4, fibra 4, carboidratos 13,20, proteína 6,7

Ensopado de ruibarbo

Tempo de preparo: 10 minutos
Tempo de cozimento: 15 minutos
Porções: 4

Ingredientes:
- 2 xícaras de ruibarbo, picado grosseiramente
- 3 colheres de açúcar de coco
- 1 colher de chá de extrato de amêndoa
- 2 xícaras de água

Instruções:
1. Em uma panela, misture o ruibarbo com os outros ingredientes, misture, leve para ferver em fogo médio, cozinhe por 15 minutos, divida em tigelas e sirva frio.

Nutrição:calorias 142, gordura 4,1, fibra 4,2, carboidratos 7, proteína 4

Creme de ruibarbo

Tempo de preparo: 1 hora
Tempo de cozimento: 10 minutos
Porções: 4

Ingredientes:
- 2 xícaras de creme de coco
- 1 xícara de ruibarbo, picado
- 3 ovos batidos
- 3 colheres de açúcar de coco
- 1 colher de sopa de suco de limão

Instruções:
1. Em uma panela pequena, misture o creme de leite com o ruibarbo e os demais ingredientes, misture bem, cozinhe em fogo médio por 10 minutos, bata no liquidificador, divida em tigelas e leve à geladeira por 1 hora antes de servir.

Nutrição:calorias 230, gordura 8,4, fibra 2,4, carboidratos 7,8, proteína 6

Salada de Mirtilos

Tempo de preparo: 5 minutos
Tempo de cozimento: 0 minutos
Porções: 4

Ingredientes:
- 2 xícaras de mirtilos
- 3 colheres de hortelã, picada
- 1 pera, sem caroço e em cubos
- 1 maçã, miolo e em cubos
- 1 colher de açúcar de coco

Instruções:
1. Em uma tigela, misture os mirtilos com a hortelã e os outros ingredientes, misture e sirva frio.

Nutrição:calorias 150, gordura 2,4, fibra 4, carboidratos 6,8, proteína 6

Tâmaras e creme de banana

Tempo de preparo: 5 minutos
Tempo de cozimento: 0 minutos
Porções: 4

Ingredientes:
- 1 xícara de leite de amêndoa
- 1 banana, descascada e fatiada
- 1 colher de chá de extrato de baunilha
- ½ xícara de creme de coco
- datas, picadas

Instruções:
1. Em um liquidificador, misture as tâmaras com a banana e os demais ingredientes, pulse bem, divida em copos pequenos e sirva frio.

Nutrição:calorias 271, gordura 21,6, fibra 3,8, carboidratos 21,2, proteína 2,7

Muffins de Ameixa

Tempo de preparo: 10 minutos
Tempo de cozimento: 25 minutos
Porções: 12

Ingredientes:
- 3 colheres de sopa de óleo de coco, derretido
- ½ xícara de leite de amêndoas
- 4 ovos batidos
- 1 colher de chá de extrato de baunilha
- 1 xícara de farinha de amêndoa
- 2 colheres de chá de canela em pó
- ½ colher de chá de fermento em pó
- 1 xícara de ameixas sem caroço e picadas

Instruções:
1. Em uma tigela, misture o óleo de coco com o leite de amêndoas e os demais ingredientes e misture bem.
2. Divida em uma forma de muffin, introduza no forno a 350 graus F e asse por 25 minutos.
3. Sirva os muffins frios.

Nutrição: calorias 270, gordura 3,4, fibra 4,4, carboidratos 12, proteína 5

Tigelas de ameixas e passas

Tempo de preparo: 10 minutos
Tempo de cozimento: 20 minutos
Porções: 4

Ingredientes:
- ½ libra de ameixas sem caroço e cortadas ao meio
- 2 colheres de açúcar de coco
- 4 colheres de passas
- 1 colher de chá de extrato de baunilha
- 1 xícara de creme de coco

Instruções:
1. Em uma panela, misture as ameixas com o açúcar e os demais ingredientes, leve ao fogo brando e cozinhe em fogo médio por 20 minutos.
2. Divida em taças e sirva.

Nutrição:calorias 219, gordura 14,4, fibra 1,8, carboidratos 21,1, proteína 2,2

Barras de sementes de girassol

Tempo de preparo: 10 minutos
Tempo de cozimento: 20 minutos
Porções: 6

Ingredientes:
- 1 xícara de farinha de coco
- ½ colher de chá de bicarbonato de sódio
- 1 colher de semente de linhaça
- 3 colheres de sopa de leite de amêndoa
- 1 xícara de sementes de girassol
- 2 colheres de sopa de óleo de coco, derretido
- 1 colher de chá de extrato de baunilha

Instruções:
1. Em uma tigela, misture a farinha com o bicarbonato de sódio e os demais ingredientes, mexa muito bem, espalhe em uma assadeira, pressione bem, leve ao forno a 350 graus F por 20 minutos, deixe esfriar, corte em barras e servir.

Nutrição:calorias 189, gordura 12,6, fibra 9,2, carboidratos 15,7, proteína 4,7

Tigelas de amoras e castanhas de caju

Tempo de preparo: 10 minutos

Tempo de cozimento: 0 minutos

Porções: 4

Ingredientes:

- 1 xícara cajus
- 2 xícaras de amoras
- ¾ xícara de creme de coco
- 1 colher de chá de extrato de baunilha
- 1 colher de açúcar de coco

Instruções:

1. Em uma tigela, misture as castanhas de caju com as frutas e os outros ingredientes, misture, divida em pequenas tigelas e sirva.

Nutrição:calorias 230, gordura 4, fibra 3,4, carboidratos 12,3, proteína 8

Tigelas de laranja e tangerina

Tempo de preparo: 4 minutos
Tempo de cozimento: 8 minutos
Porções: 4

Ingredientes:
- 4 laranjas descascadas e cortadas em gomos
- 2 tangerinas descascadas e cortadas em gomos
- Suco de 1 lima
- 2 colheres de açúcar de coco
- 1 xícara de água

Instruções:
1. Em uma panela, misture as laranjas com as tangerinas e os demais ingredientes, leve ao fogo brando e cozinhe em fogo médio por 8 minutos.
2. Divida em taças e sirva frio.

Nutrição:calorias 170, gordura 2,3, fibra 2,3, carboidratos 11, proteína 3,4

Creme de Abóbora

Tempo de preparo: 2 horas
Tempo de cozimento: 0 minutos
Porções: 4

Ingredientes:
- 2 xícaras de creme de coco
- 1 xícara de purê de abóbora
- 14 onças de creme de coco
- 3 colheres de açúcar de coco

Instruções:
1. Em uma tigela, misture o creme de leite com o purê de abóbora e os demais ingredientes, misture bem, divida em pequenas tigelas e leve à geladeira por 2 horas antes de servir.

Nutrição:calorias 350, gordura 12,3, fibra 3, carboidratos 11,7, proteína 6

Mix de figos e ruibarbo

Tempo de preparo: 6 minutos
Tempo de cozimento: 14 minutos
Porções: 4

Ingredientes:
- 2 colheres de sopa de óleo de coco, derretido
- 1 xícara de ruibarbo, picado grosseiramente
- 12 figos cortados ao meio
- ¼ xícara de açúcar de coco
- 1 xícara de água

Instruções:
1. Aqueça uma panela com o óleo em fogo médio, adicione os figos e o restante dos ingredientes, misture, cozinhe por 14 minutos, divida em xícaras pequenas e sirva frio.

Nutrição:calorias 213, gordura 7,4, fibra 6,1, carboidratos 39, proteína 2,2

Banana temperada

Tempo de preparo: 4 minutos
Tempo de cozimento: 15 minutos
Porções: 4

Ingredientes:

- 4 bananas descascadas e cortadas ao meio
- 1 colher de chá de noz-moscada, moída
- 1 colher de chá de canela em pó
- Suco de 1 lima
- 4 colheres de açúcar de coco

Instruções:

1. Arrume as bananas em uma assadeira, adicione a noz-moscada e os outros ingredientes, leve ao forno a 350 graus F por 15 minutos.
2. Divida as bananas assadas entre os pratos e sirva.

Nutrição:calorias 206, gordura 0,6, fibra 3,2, carboidratos 47,1, proteína 2,4

Suco de Cacau

Tempo de preparo: 5 minutos

Tempo de cozimento: 0 minutos

Porções: 2

Ingredientes:

- 2 colheres de chá de cacau em pó
- 1 abacate, sem caroço, descascado e amassado
- 1 xícara de leite de amêndoa
- 1 xícara de creme de coco

Instruções:

1. No liquidificador, misture o leite de amêndoas com o creme de leite e os demais ingredientes, pulse bem, divida em xícaras e sirva frio.

Nutrição:calorias 155, gordura 12,3, fibra 4, carboidratos 8,6, proteína 5

Barras de banana

Tempo de preparo: 30 minutos

Tempo de cozimento: 0 minutos

Porções: 4

Ingredientes:

- 1 xícara de óleo de coco, derretido
- 2 bananas, descascadas e picadas
- 1 abacate, descascado, sem caroço e amassado
- ½ xícara de açúcar de coco
- ¼ xícara de suco de limão
- 1 colher de chá de raspas de limão, raladas
- Spray para cozinhar

Instruções:

1. Em seu processador de alimentos, misture as bananas com o óleo e os outros ingredientes, exceto o spray de cozinha e pulse bem.
2. Unte uma forma com o spray de cozinha, despeje e espalhe a mistura de banana, espalhe, leve à geladeira por 30 minutos, corte em barras e sirva.

Nutrição:calorias 639, gordura 64,6, fibra 4,9, carboidratos 20,5, proteína 1,7

Barras de chá verde e tâmaras

Tempo de preparo: 10 minutos
Tempo de cozimento: 30 minutos
Porções: 8

Ingredientes:
- 2 colheres de chá verde em pó
- 2 xícaras de leite de coco, aquecido
- ½ xícara de óleo de coco, derretido
- 2 xícaras de açúcar de coco
- 4 ovos batidos
- 2 colheres de chá de extrato de baunilha
- 3 xícaras de farinha de amêndoas
- 1 colher de chá de bicarbonato de sódio
- 2 colheres de chá de fermento em pó

Instruções:
1. Em uma tigela, misture o leite de coco com o pó de chá verde e o restante dos ingredientes, mexa bem, despeje em uma forma quadrada, espalhe, leve ao forno, asse a 350 graus F por 30 minutos, esfrie, corte em barras e sirva.

Nutrição:calorias 560, gordura 22,3, fibra 4, carboidratos 12,8, proteína 22,1

Creme de Nozes

Tempo de preparo: 2 horas
Tempo de cozimento: 0 minutos
Porções: 4

Ingredientes:
- 2 xícaras de leite de amêndoa
- ½ xícara de creme de coco
- ½ xícara de nozes, picadas
- 3 colheres de açúcar de coco
- 1 colher de chá de extrato de baunilha

Instruções:
1. Em uma tigela, misture o leite de amêndoas com o creme de leite e os demais ingredientes, bata bem, divida em xícaras e leve à geladeira por 2 horas antes de servir.

Nutrição: calorias 170, gordura 12,4, fibra 3, carboidratos 12,8, proteína 4

Bolo de limão

Tempo de preparo: 10 minutos
Tempo de cozimento: 35 minutos
Porções: 6

Ingredientes:
- 2 xícaras de farinha de trigo integral
- 1 colher de chá de fermento em pó
- 2 colheres de sopa de óleo de coco, derretido
- 1 ovo, batido
- 3 colheres de açúcar de coco
- 1 xícara de leite de amêndoa
- Raspas de 1 limão, raladas
- Suco de 1 limão

Instruções:
1. Em uma tigela, misture a farinha com o óleo e os outros ingredientes, bata bem, transfira isso para uma assadeira e leve ao forno a 360 graus F por 35 minutos.
2. Fatie e sirva frio.

Nutrição:calorias 222, gordura 12,5, fibra 6,2, carboidratos 7, proteína 17,4

Barras de passas

Tempo de preparo: 10 minutos
Tempo de cozimento: 25 minutos
Porções: 6

Ingredientes:
- 1 colher de chá de canela em pó
- 2 xícaras de farinha de amêndoas
- 1 colher de chá de fermento em pó
- ½ colher de chá de noz-moscada, moída
- 1 xícara de óleo de coco, derretido
- 1 xícara de açúcar de coco
- 1 ovo, batido
- 1 xícara de passas

Instruções:
1. Em uma tigela, misture a farinha com a canela e os outros ingredientes, mexa bem, espalhe em uma assadeira forrada, introduza no forno, asse a 380 graus F por 25 minutos, corte em barras e sirva frio.

Nutrição:calorias 274, gordura 12, fibra 5,2, carboidratos 14,5, proteína 7

Quadrados de Nectarinas

Tempo de preparo: 10 minutos
Tempo de cozimento: 20 minutos
Porções: 4

Ingredientes:
- 3 nectarinas, sem caroço e picadas
- 1 colher de açúcar de coco
- ½ colher de chá de bicarbonato de sódio
- 1 xícara de farinha de amêndoa
- 4 colheres de sopa de óleo de coco, derretido
- 2 colheres de cacau em pó

Instruções:
1. Em um liquidificador, misture as nectarinas com o açúcar e o restante dos ingredientes, pulse bem, despeje em uma forma quadrada forrada, espalhe, leve ao forno a 375 graus F por 20 minutos, deixe a mistura de lado para esfriar um pouco , Corte em quadrados e sirva.

Nutrição:calorias 342, gordura 14,4, fibra 7,6, carboidratos 12, proteína 7,7

Guisado de Uvas

Tempo de preparo: 10 minutos
Tempo de cozimento: 20 minutos
Porções: 4

Ingredientes:
- 1 xícara de uvas verdes
- Suco de ½ limão
- 2 colheres de açúcar de coco
- 1 e ½ xícaras de água
- 2 colheres de chá de cardamomo em pó

Instruções:
1. Aqueça uma panela com a água em fogo médio, acrescente as uvas e os demais ingredientes, deixe ferver, cozinhe por 20 minutos, divida em tigelas e sirva.

Nutrição:calorias 384, gordura 12,5, fibra 6,3, carboidratos 13,8, proteína 5,6

Creme de tangerina e ameixas

Tempo de preparo: 10 minutos
Tempo de cozimento: 20 minutos
Porções: 4

Ingredientes:
- 1 tangerina, descascada e picada
- ½ quilo de ameixas sem caroço e picadas
- 1 xícara de creme de coco
- Suco de 2 tangerinas
- 2 colheres de açúcar de coco

Instruções:
1. Em um liquidificador, misture a tangerina com as ameixas e os demais ingredientes, pulse bem, divida em pequenos ramequins, introduza no forno, asse a 350 graus F por 20 minutos e sirva frio.

Nutrição:calorias 402, gordura 18,2, fibra 2, carboidratos 22,2, proteína 4,5

Creme de cereja e morangos

Tempo de preparo: 10 minutos
Tempo de cozimento: 0 minutos
Porções: 6

Ingredientes:
- 1 libra cerejas, sem caroço
- 1 xícara de morangos, picados
- ¼ xícara de açúcar de coco
- 2 xícaras de creme de coco

Instruções:
1. Em um liquidificador, misture as cerejas com os demais ingredientes, pulse bem, divida em tigelas e sirva frio.

Nutrição:calorias 342, gordura 22,1, fibra 5,6, carboidratos 8,4, proteína 6,5

Cardamomo Nozes e Pudim de Arroz

Tempo de preparo: 5 minutos
Tempo de cozimento: 40 minutos
Porções: 4

Ingredientes:
- 1 xícara de arroz basmati
- 3 xícaras de leite de amêndoas
- 3 colheres de açúcar de coco
- ½ colher de chá de cardamomo em pó
- ¼ xícara de nozes, picadas

Instruções:
1. Em uma panela, misture o arroz com o leite e os demais ingredientes, mexa, cozinhe por 40 minutos em fogo médio, divida em tigelas e sirva frio.

Nutrição:calorias 703, gordura 47,9, fibra 5,2, carboidratos 62,1, proteína 10,1

Pão de Pera

Tempo de preparo: 10 minutos
Tempo de cozimento: 30 minutos
Porções: 4

Ingredientes:
- 2 xícaras de peras, sem caroço e em cubos
- 1 xícara de açúcar de coco
- 2 ovos, batidos
- 2 xícaras de farinha de amêndoas
- 1 colher de fermento em pó
- 1 colher de sopa de óleo de coco, derretido

Instruções:
1. Em uma tigela, misture as peras com o açúcar e os outros ingredientes, bata, despeje em uma forma de pão, introduza no forno e asse a 350 graus F por 30 minutos.
2. Fatie e sirva frio.

Nutrição:calorias 380, gordura 16,7, fibra 5, carboidratos 17,5, proteína 5,6

Pudim de arroz e cerejas

Tempo de preparo: 10 minutos
Tempo de cozimento: 25 minutos
Porções: 4

Ingredientes:
- 1 colher de sopa de óleo de coco, derretido
- 1 xícara de arroz branco
- 3 xícaras de leite de amêndoas
- ½ xícara de cerejas, sem caroço e cortadas ao meio
- 3 colheres de açúcar de coco
- 1 colher de chá de canela em pó
- 1 colher de chá de extrato de baunilha

Instruções:
1. Em uma panela, misture o óleo com o arroz e os demais ingredientes, mexa, deixe ferver, cozinhe por 25 minutos em fogo médio, divida em tigelas e sirva frio.

Nutrição:calorias 292, gordura 12,4, fibra 5,6, carboidratos 8, proteína 7

Ensopado de Melancia

Tempo de preparo: 5 minutos
Tempo de cozimento: 8 minutos
Porções: 4

Ingredientes:
- Suco de 1 lima
- 1 colher de chá de raspas de lima, ralada
- 1 e ½ xícara de açúcar de coco
- 4 xícaras de melancia, descascada e cortada em pedaços grandes
- 1 e ½ xícaras de água

Instruções:
1. Em uma panela, misture a melancia com as raspas de limão e os demais ingredientes, misture, leve para ferver em fogo médio, cozinhe por 8 minutos, divida em tigelas e sirva frio.

Nutrição:: calorias 233, gordura 0,2, fibra 0,7, carboidratos 61,5, proteína 0,9

Pudim de Gengibre

Tempo de preparo: 1 hora
Tempo de cozimento: 0 minutos
Porções: 4

Ingredientes:
- 2 xícaras de leite de amêndoa
- ½ xícara de creme de coco
- 2 colheres de açúcar de coco
- 1 colher de sopa de gengibre, ralado
- ¼ xícara de sementes de chia

Instruções:
1. Em uma tigela, misture o leite com o creme de leite e os demais ingredientes, bata bem, divida em copos pequenos e leve à geladeira por 1 hora antes de servir.

Nutrição:calorias 345, gordura 17, fibra 4,7, carboidratos 11,5, proteína 6,9

Creme de cajú

Tempo de preparo: 2 horas
Tempo de cozimento: 0 minutos
Porções: 4

Ingredientes:
- 1 xícara de castanha de caju, picada
- 2 colheres de sopa de óleo de coco, derretido
- 2 colheres de sopa de óleo de coco, derretido
- 1 xícara de creme de coco
- colheres de sopa de suco de limão
- 1 colher de açúcar de coco

Instruções:
1. Em um liquidificador, bata as castanhas de caju com o óleo de coco e os demais ingredientes, pulse bem, divida em copinhos e leve à geladeira por 2 horas antes de servir.

Nutrição:calorias 480, gordura 43,9, fibra 2,4, carboidratos 19,7, proteína 7

Biscoitos de Cânhamo

Tempo de preparo: 30 minutos
Tempo de cozimento: 0 minutos
Porções: 6

Ingredientes:
- 1 xícara de amêndoas, demolhadas durante a noite e escorridas
- 2 colheres de cacau em pó
- 1 colher de açúcar de coco
- ½ xícara de sementes de cânhamo
- ¼ xícara de coco ralado
- ½ xícara de água

Instruções:
1. No processador de alimentos, misture as amêndoas com o cacau em pó e os outros ingredientes, pulse bem, pressione em uma assadeira forrada, leve à geladeira por 30 minutos, fatie e sirva.

Nutrição:calorias 270, gordura 12,6, fibra 3, carboidratos 7,7, proteína 7